健 康 长 三 角
理论与实践丛书

总主编 严隽琪

# 迈 向
# 健康中国

## 长三角卫生健康治理
## 最佳实践

（第二辑）

# TOWARDS
# HEALTHY CHINA

张录法 黄 丞 罗 津
—— 主编 ——

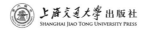
上海交通大学出版社
SHANGHAI JIAO TONG UNIVERSITY PRESS

## 内容提要

本书系"健康长三角理论与实践丛书"之一，由上海交通大学健康长三角研究院组织编写。本书以"第二届长三角卫生健康治理最佳实践案例评选"的20个获奖案例为基础整编而成，充分展现了上海市、江苏省、浙江省、安徽省在管理创新、区域协同、赋能基层、重点人群及智慧健康五大领域的特色实践和创新探索。案例背后的运作机理和深化实践路径将为推动长三角区域卫生健康一体化和健康中国战略的实施提供宝贵的经验。本书的读者对象为医疗卫生和健康治理领域的专家、学者和基层实践者。

## 图书在版编目（CIP）数据

迈向健康中国：长三角卫生健康治理最佳实践. 第二辑 / 张录法，黄丞，罗津主编.—上海：上海交通大学出版社,2022.3

（健康长三角理论与实践丛书）

ISBN 978-7-313-25847-2

Ⅰ.①迈⋯ Ⅱ.①张⋯ ②黄⋯ ③罗⋯ Ⅲ.①长江三角洲－医疗卫生服务－研究 Ⅳ.①R199.2

中国版本图书馆CIP数据核字（2021）第273920号

迈向健康中国：长三角卫生健康治理最佳实践（第二辑）

MAIXIANG JIANKANG ZHONGGUO:
CHANG-SANJIAO WEISHENG JIANKANG ZHILI ZUIJIA SHIJIAN (DI-ER JI)

| | | | |
|---|---|---|---|
| 主　　编：张录法 黄 丞 罗 津 | | | |
| 出版发行：上海交通大学出版社 | 地　　址：上海市番禺路951号 | | |
| 邮政编码：200030 | 电　　话：021-64071208 | | |
| 印　　制：苏州市越洋印刷有限公司 | 经　　销：全国新华书店 | | |
| 开　　本：710mm×1000mm　1/16 | 印　　张：15.25 | | |
| 字　　数：195千字 | | | |
| 版　　次：2022年3月第1版 | 印　　次：2022年3月第1次印刷 | | |
| 书　　号：ISBN 978-7-313-25847-2 | | | |
| 定　　价：79.00元 | | | |

# 健康长三角理论与实践丛书
# 编委会

# 本书编委会

## 主　编

张录法　黄　丞　罗　津

## 编委会委员

（以姓氏笔画为序）

# "健康长三角理论与实践丛书"序

　　我们每个人既是健康事业的建设者，又是受益者；既改变着健康环境，又受健康环境的影响。习近平总书记在2016年召开的全国卫生与健康大会上强调，要将健康融入所有政策，人民共建共享。2020年2月14日，习近平总书记在中央全面深化改革委员会第十二次会议上又强调，确保人民群众生命安全和身体健康，是我们党治国理政的一项重大任务。这为"健康中国"的实现指明了方向。

　　"全健康"需要摆脱单一的线性思维，身心兼顾、"防、治、康"并重，"医、工、理、文、体"一体化成为其重要的内涵。因为健康与科学知识、专业技术、药物器械等的进步有关，又与公共服务、金融服务、卫生政策、市场环境等系统的完善密不可分，所以现代健康事业离不开学科交叉、行业创新与全社会的合作；离不开大数据、互联网、精密机械、人工智能等高新技术的日新月异；离不开基层社会治理水平的不断完善；离不开优秀传统文化的挖掘承扬。"全健康"既是国家强盛的表现，更是国民福祉所系。

　　当今世界，各种要素的流动空前活跃，任何一个人、一个家庭、一个城市、一个省份，甚至一个国家都很难独善其身。在健康这个问题上，人类命运共同体的概念尤为突出。但从概念到现实，需要付出巨大的努力。长三角一体化已成为国家战略，长三角是在中国属于各方面基础条件较好的地方，如何能够在区域一体化方面率先作出探索，多省市协同，让长三角的老百姓尽快获得更普惠的高质量的卫生健康服务，让健康长三角成为健康中国的先行区，并形成经验，对全国的健康事业做出积极贡献，当是长三角的历史责任。

上海交通大学健康长三角研究院在2019年首届健康长三角峰会上宣告成立，这是区域协同、学科交叉的全新尝试，是上海交通大学积极承担社会责任和服务国家战略的充分体现，是该校勇于推进教育改革和开放式办学优良传统的继续。健康长三角研究院成立以来始终致力于贯彻落实"健康中国"和"长三角区域一体化"国家战略，立足长三角、放眼全中国，打造跨学科、跨部门、跨区域的政、事、产、学、研、创、智、用的开放式平台，力争边建设、边发挥作用。

正是基于此，上海交通大学健康长三角研究院决定推出"健康长三角理论与实践丛书"，旨在打造一套符合国情、凝聚共识、总结经验、推进合作的书系。本丛书将全面收集和梳理沪苏浙皖等省市在推动"健康中国"和"长三角区域一体化"国家战略进程中的主要举措、独特优势和角色定位，力图从体制机制、能力建设、人才培养以及风险监管等多个维度为各地推动健康长三角建设提供理论成果与实践借鉴。

期待"健康长三角理论与实践丛书"的推出，对推动健康领域研究，促进长三角健康事业发展，提升人民健康福祉，实现"健康中国"做出新贡献！

尹尊琪

上海交通大学健康长三角研究院院务委员会主任

2020年9月

# 前　言

2021年注定成为中国历史上极不平凡的一年。这一年，是中华人民共和国国民经济和社会发展第十四个五年规划开局之年；这一年，我们迎来了建党一百周年，实现了第一个百年奋斗目标，全面建成了小康社会，向着全面建成社会主义现代化强国的第二个百年奋斗目标阔步迈进。

展望2035年，我国将基本实现社会主义现代化，建成体育强国、健康中国，国民素质和社会文明程度达到新高度。全社会将广泛形成绿色生产生活方式，人民生活更加美好，人的全面发展取得更为明显的实质性进展。

近观"十四五"，我国提出要把提升国民素质放在重要突出位置，把保障人民健康放在优先发展的战略位置，坚持预防为主的方针，深入实施健康中国行动，完善国民健康促进政策，织牢国家公共卫生防护网，为人民提供全方位全生命期的健康服务。这些阐述既和"健康中国"战略是一脉相承的，也是站在新的历史起点，对卫生健康工作所提出的更高要求。

长三角一体化上升为国家战略，这是长三角向世界展示中国既有竞争力优势和崭新竞争力优势的战略创新。"一体化战略"，在于整合资源，打造中国经济新的"增长极"；在于协同攻关，打造中国科技的"创新极"；在于打好医改组合拳，打造卫生健康治理体系及治理能力现代化的"福祉极"。

打造这样一个长三角的健康"福祉极"需要全社会的共同努力，需要政、事、产、学、研、创、智、用形成完整闭环。作为百年名校，上海交通大学责无旁贷，必须充分发挥自身人才培养、科学研究、服务社会的关键作用，助力这一宏图伟业早日实现。为此，上海交通大学健康长三角研究院"锚定"上海市、江苏省、浙江省和安徽省的卫生健康治理实践，从2018年开始连续组织开展了三次长三角卫生健康治理最佳实践案例评选工作，希望能将好的卫生治理实践挖掘出来，推广出去，让一线实务部门有更多相互借鉴、相互学习的机会与渠道，尽可能地降低其他地区埋头探索、闭门试错的成本，从而切实提升卫生健康治理实践探索的效率、效用。

首届获奖案例经过整理后，已经编纂成《迈向健康中国：长三角卫生健康治理最佳实践（第一辑）》一书，并正式出版。该书对长三角卫生健康治理领域的有益探索起到了很好的宣传与推动作用，产生了良好的社会效益。为了保持和扩大这种影响力，上海交通大学健康长三角研究院决定以"第二届长三角卫生健康治理最佳实践案例评选"的获奖案例为基础，通过与报送单位的进一步交流，将长三角三省一市不同地区选送的20个卫生健康治理实践案例进行整理，将其实践价值和意义进一步归纳提升，形成了《迈向健康中国：长三角卫生健康治理最佳实践（第二辑）》。

入选本书的20个案例，经过专家团队的反复研讨，最终归纳为管理创新、区域协同、赋能基层、重点人群以及智慧健康五个篇章。其中创新是动力，协同是保障，基层是重点，智慧是手段，而重点人群则是以人民为中心的最真切、最迫切的体现。案例分析主要着眼于具体案例的背景与动因，深入调查相关举措与机制，系统分析个案的创新与成效，进而立足于卫生治理和经济社会发展等层面来归纳总结案例的启示与展望。同时，我们还专门邀请了相关领域的专家就每个案例进行了系统的点评，从理论与实践相结合的角度提出了案例背后的运作机理以及深化实践的路径等内容。

健康长三角建设风疾帆正，各地卫生治理实践如火如荼地开展。经验需要总结和提炼,更需要复制和推广,本书的出版既是为了更好地推广这些成功的经验,也是为"健康中国"和"长三角区域一体化"国家战略的落实奉献健康长三角研究院的绵薄之力。

　　本书在编写过程中得到了长三角三省一市不同层级卫生健康委员会、医疗保障局、医疗保险经办部门、民政局等政府部门及相关医疗机构、高校的大力支持,感谢大家的辛劳付出!也感谢上海交通大学出版社的精心编辑!

# 目 录

管理创新篇

# 医疗安全进行时：上海市青浦区 医疗风险控制模式标杆点建设

## 一、背景与动因

随着经济的发展、社会的进步和人民生活水平的提高，人们对医疗卫生行业的期望值逐渐提升，在新形势下，一些矛盾也日益突出。在医疗活动中，风险无处不在。目前的医疗风险控制体系还存在着一些不足和需要深入研究的地方，如卫生监督部门对医疗质量安全事件的信息掌握不全、医疗机构内部医疗不良事件上报不规范、医疗不良事件预警效果不佳、医疗质量安全核心制度检查标准不统一等，迫切需要建立完善的医疗风险控制模式。

2016年，国家卫计委颁发的《医疗质量管理办法》，明确提出了医疗质量安全18项核心制度。2017年，上海市医疗质量安全监控系统实现了与国家卫计委报告系统的对接，实行了互联网上报制度。2018年，国家卫生健康委发布了《医疗质量安全核心制度要点》（国卫医发〔2018〕8号），并编发了医疗质量安全核心制度要点释义。2018年，上海市卫健委监督所利用第四轮公共卫生三年行动计划项目请全市医院管理专家制定了18项医疗核心制度的检查题库，并开发了上海市病历书写规范和医疗质量安全核心制度监督检查系统。2019年，青浦区试点开展"主动预防、规范处置、及时预警"三位一体的医疗安全风险控制模式标杆点建设工作，通过对医疗不良事件的预防、处置和预警，推动医疗质量持续改进，为进一步做好全市医疗质量安全风险控制工作奠定基础。

## 二、举措与机制

### （一）加强领导，制订工作方案

青浦区成立了以区卫健委分管领导为组长的青浦区医疗安全风险控制模式标杆点建设领导小组，小组成员由区卫健委医政科、监督所的人员共同组成，并在监督所设工作办公室；同时，制定了《青浦区医疗安全风险控制模式标杆点建设工作方案（2019年版）》，明确了工作任务、进度、要求等内容，并由区卫健委向系统内发出工作通知，要求抓好落实工作，确保试点工作规范、有序地进行。

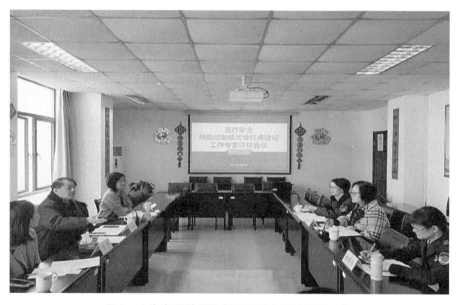

图1　上海市卫健委监督所领导来青浦指导工作

### （二）明确责任，完善闭环管理模式

建立医疗不良事件"主动预防、规范处置、及时预警"三位一体的医疗安全风险控制模式。完善"321"闭环管理模式，利用"3个系统"，即上海市病历书写规范和医疗质量安全核心制度监督检查系统、上海市医疗质量安全监控系统和医疗机构内部的医疗不良事件上报管理系

统,管理核心制度的执行情况及医疗质量安全不良事件;"2个预警",即医疗机构和卫生监督部门两个层面定期对医疗质量安全核心制度的落实、医疗质量安全事件相关数据和典型案例进行分析预警,全年共完成工作简报4期和《上海市医疗质量安全事件专题分析报告》4期;"1个评估",即针对上报率、规范处置率、自查率、培训参加率等指标做综合评估,防范医疗安全风险。

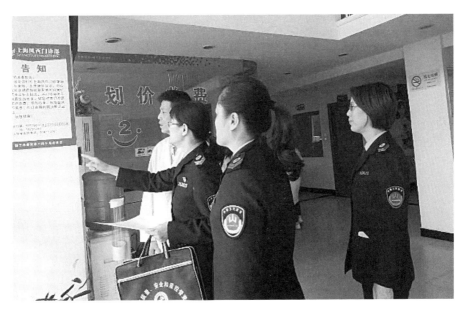

图2　监督员实地察看医疗质量安全核心制度落实情况

### (三) 培训宣传,增强医务人员法律意识

开展多层面、多层级的培训宣传和贯彻落实工作。深入辖区各级医疗机构,面向38家医疗机构开展《医疗纠纷预防和处理条例》中医疗机构和医务人员承担的义务和法律责任"宣贯活动",发放宣传资料2 000余份;对各级医疗机构及其医务人员开展医疗安全相关法律法规培训5次,增强了医务人员的法律意识;开展针对信息员的培训,组织各医疗机构的信息员,对其开展上海市医疗质量安全监控系统、医疗质量安全核心制度监督检查系统的实务操作培训,统一操作标准,规范其操作。

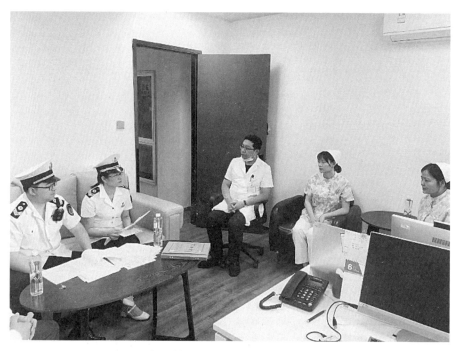

图3　监督员深入医疗机构进行法律"宣贯活动"

（四）跟踪监督，提升监管实效

指导医疗机构规范处置不良医疗事件，事件处理完结后，医疗机构填写医方分析，涉及赔偿的，要求医疗机构在赔偿协议签订之日起一个月之内，上报《赔偿协议》及《医疗质量缺陷整改措施情况表》。对于发生的赔偿事件，进行大额赔偿（一级及民营医疗机构大于3万元、二级以上医疗机构大于5万元）的事后监管，及时进行行政调查，核实存在的问题及整改落实情况，并提出监督意见。青浦区2019年全年共发出监督意见书15份，对医疗机构不良执业行为记分3次，对医师不良行为记分5次，并及时复查存在的问题，提升了监管的实效。

## 三、创新与成效

### （一）全区医疗质量安全不良事件上报及处置进一步规范

全区各级各类医疗机构均通过互联网在线直报医疗质量安全不良

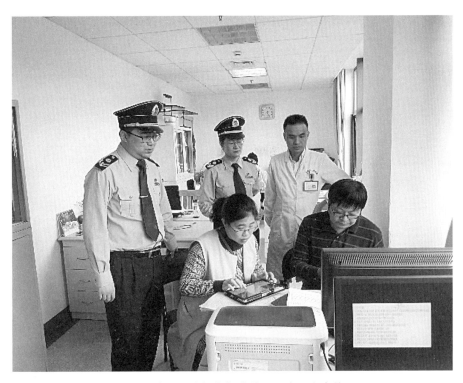

图4　指导医疗机构规范处置医疗不良事件

事件,上海市医疗质量安全监控系统在线上报运行顺畅。通过信息系统,青浦区及时掌握了全区医疗纠纷、医疗事故、医疗损害及第三方调解的全部数据,全区的医疗质量安全不良事件上报及处置流程进一步规范化。

(二) 医疗质量安全核心制度执行效果及病历书写规范性得到了提升

通过医疗安全专项督查及医疗机构自查,利用上海市病历书写规范和医疗质量安全核心制度监督检查系统,使全区的医疗质量安全核心制度执行效果及病历书写质量得到了提升。

1.病历书写

2019年全年共检查病历425份。根据系统显示,2019年,非手术终末、手术运行、手术终末及门诊部分病历书写缺陷率与上年相比明显下降,具体如表1所示。

表1　病历检查缺陷率比较

| 年　份 | 病历首页缺陷率/% | 非手术终末病历缺陷率/% | 手术运行病历缺陷率/% | 非手术运行病历缺陷率/% | 手术终末病历缺陷率/% | 门诊部分缺陷率/% |
|---|---|---|---|---|---|---|
| 2018 | 71.74 | 94.25 | 83.87 | 80.95 | 77.27 | 85.33 |
| 2019 | 84.00 ↑ | 83.00 ↓ | 76.19 ↓ | 86.54 ↑ | 72.00 ↓ | 65.00 ↓ |

2. 核心制度

(1)督查。2019年,青浦区对综合性门诊部以上医疗机构进行了2次医疗质量安全的专项督查,对其中9项医疗质量安全核心制度进行了检查,根据系统反馈数据显示,2019年首诊负责制、会诊制度、交接班制度、术前讨论制度、死亡病例讨论制度、疑难病例讨论制度与上年相比缺陷率均有所下降。

表2　医疗质量安全核心制度缺陷率比较

| 年份 | 交接班制度缺陷率/% | 术前讨论制度缺陷率/% | 死亡病例讨论制度缺陷率/% | 疑难病例讨论制度缺陷率/% | 手术安全核查制度缺陷率/% | 急危重患者抢救制度缺陷率/% | 首诊负责制缺陷率/% | 会诊制度缺陷率/% | 三级查房制度缺陷率/% |
|---|---|---|---|---|---|---|---|---|---|
| 2018 | 67.50 | 66.67 | 27.27 | 25.71 | 12.50 | 39.47 | 54.35 | 58.37 | 22.50 |
| 2019 | 64.00 ↓ | 35.29 ↓ | 26.00 ↓ | 24.45 ↓ | 33.33 ↑ | 44.12 ↑ | 34.92 ↓ | 21.55 ↓ | 40.91 ↑ |

(2)自查。标杆点医疗机构均完成了注册管理,医疗机构内部按照标准进行自查,每季度将检查情况录入系统。2019年共有1 817条医疗质量安全核心制度自查信息上报。通过核心制度的自查和分析,医疗机构找到了问题的切入点,有针对性地开展了内部管理。

(3)医疗机构内部医疗不良事件上报管理。标杆点医疗机构不良事件报告管理系统主动上报信息185条,其中,手术和治疗不良事件信息60条,其他住院或急诊信息48条,护理不良事件信息34条,医疗信息不良事件信息29条,医技检查不良事件信息2条,其他门诊信息12条。

医院按照《三级综合医院评审标准实施细则》关于"妥善处理医疗安全（不良）事件"的要求,对每百张床位年报告件数要达到A级要求。

**（三）内部管理和基础医疗管理水平逐步提高,医疗安全得到了保障**

通过"主动预防、规范处置、及时预警"的医疗安全风险控制机制,各级医疗机构加强了对医院的内部管理和基础医疗管理,管理理念和能力逐步提升,医疗质量持续改进,医疗纠纷发生数量持续减少,医疗安全得到了有效保障。

## 四、启示与展望

**（一）利用"互联网＋"监控全区医疗安全风险,及时提出防范建议**

通过对三个系统的联网管理,实时了解全区医疗安全风险,从存在的问题中提出有针对性的防范建议。要求各级医疗机构对存在的问题及时加强整改,要求多部门配合,明确整改时限,硬件整改的问题要纳入医院管理发展计划加以解决。

1. 上海市医疗质量安全监控系统

自2010年9月起,青浦区各级医疗机构医疗质量安全事件信息均通过政务外网——上海市医疗质量安全监控系统在线上报。根据相关法律法规的规定和实际工作的需要,上海市卫健委监督所完成了监控系统的改造,实现了市级监控系统与国家卫健委报告系统的对接,实行了互联网上报制度。自2017年10月开始,青浦区各级医疗机构实行通过互联网在线直报医疗质量安全事件。目前系统运行稳定,运行情况良好。

2. 上海市病历书写规范和医疗质量安全核心制度监督检查系统

该系统是由上海市卫健委监督所开发的,系统存在统计功能不全、医疗机构自查在线网络页面不稳定、医疗机构自查数量不多等问题,未能全面发挥在医疗机构管理中的作用,有待市级部门加强对系统的维护和改进。

3. 医疗机构内部医疗不良事件上报管理系统

目前，青浦区有内部医疗不良事件上报管理系统的医疗机构数量不多，期待开发统一的医疗不良事件上报系统，使全区各级医疗机构内部均有医疗不良事件上报管理系统。

（二）继续稳固已有制度和规范，积极查找不足和原因

通过医疗安全专项督查及医疗机构自查，青浦区的医疗质量安全核心制度执行及病历书写规范情况总体较好，但也存在病历首页、非手术运行病历、手术安全核查制度、急危重患者抢救制度、三级查房制度的缺陷率上升等问题，要积极查找原因，帮助医疗机构找出问题的症结所在，逐步提高各级医疗机构的管理能力。

（三）根据各级医疗机构的需求，实行预警效果评估

目前青浦区以三种方式发布预警信息，即上海市卫生健康委员会监督所的上海市医疗质量安全事件专题分析报告、上海市医疗质量安全监控系统预警案例、青浦区工作简报的预警。自实行以来，该预警机制得到了医疗机构的肯定，各级医疗机构定期对预警案例进行讨论，从中获得经验，从而促进病人的安全管理，推动医疗质量持续改进。但也存在预警案例是统一发布的，缺乏针对性的问题。下一步要实行效果评估，以专题会、调研会或问卷调查的形式，根据青浦区各级医疗机构的需求，调整预警内容，提升预警内涵及质量。

（报送单位：上海市青浦区卫生健康委员会监督所）

**专家评析**

一场突如其来的疫情，让"预防为主"的理念更加深入人心，加强"医防融合"对我国医疗卫生体系改革的进一步推进至关重要。我们

必须承认，风险在医疗活动中无处不在，对医疗风险进行有效的预防、识别、监测与预警，可以有效控制医疗不良事件的发生，提升医疗质量，是推动"医防融合"的重要抓手。

在本案例中，青浦区以风险控制为抓手，在医疗安全领域开展了"主动预防、规范处置、及时预警"三位一体的风险控制模式标杆点建设。这是将"医"与"防"结合的一次有效尝试。青浦区聚焦目前风险体系中的关键不足，通过加强领导、明确责任、培训宣传、跟踪监督等措施，创造性地构建了行之有效的"321"闭环管理模式，有效推动了青浦医疗质量的持续改进，也为全市医疗质量安全风险控制提供了可借鉴的经验。

加强信息系统建设，打破信息孤岛，开展实时监测，是本案例中青浦区医疗风险控制模式标杆点建设的核心与亮点，在解决长期存在的问题的同时，也进一步提升了区域健康治理体系与治理能力的现代化，值得进一步推广。

李　力

上海交通大学健康长三角研究院　专职研究员

# 健康惠民:江苏省苏州市实施健康"531"系列行动计划构建整合型医疗卫生服务体系

## 一、背景与动因

随着人民富裕程度的提升,病有所医和老有所养的诉求日益强烈,健康保障和健康服务成为重要的显性需求。作为全国公立医院改革试点城市和省级综合医改试点市,苏州坚持走"健康惠民"的医改之路,在构建"大健康"发展格局方面进行了诸多探索,努力构建现代医疗卫生健康服务体系,探索符合苏州特色的卫生与健康发展道路。

当前,传统的"以治病为中心"的医疗卫生发展模式以及碎片化的健康服务结构,已不能完全满足人民群众"不生病、少生病"的健康需求。从卫生供给侧结构改革效果来看,单纯供方思维主导下的改革未能完全释放改革活力,医疗卫生资源优化配置和利用效率有待提升,应当更加注重以健康需求为导向,强化精准施策,有效供给。通过对近十年来的疾病死因谱的大数据研究分析可知,苏州市民前五位死因分别为恶性肿瘤、脑血管病、呼吸系统疾病、心脏病和意外伤害,占比分别为29.9%、19.4%、11.6%、11.4%、8.9%,合计超过80%。另据世界银行和世界卫生组织等五方于2015年发布的医改研究报告表明,慢性阻塞性肺炎、代谢性疾病等各种慢病占到了中国77%的健康生命年损失和85%的死亡诱因。未来二十年,40岁以上的中国人中,慢病病例数量会翻一番。全社会应当高度重视慢病的防控工作。同时,人口快速老龄化,以及生育政策放开引起的危重孕产妇、危重新生儿数量增多等因素,也对健康服务体系提出了新的需求和挑战。

苏州创新发展、主动思变,以打造健康中国典范城市为统领,以建设"长三角医疗名城"和"市民主动健康的宜居名城"为目标,以防治威胁市民健康和城市公共卫生的重大疾病问题为导向,坚持走"健康惠民"的医改之路,深入实施以健康苏州"531"系列行动计划为核心的统筹解决市民健康问题的综合策略,打造整合型医疗卫生服务体系,对现有的服务体系进行重新规划,围绕"健康"这一市民的共同追求进行流程再造,全力构建"无病要防、急病要急、慢病要准"的主动健康新格局。

## 二、举措与机制

### (一) 建立政府主导的"健康优先"制度安排

1. 构建"健康优先"的制度安排

为落实"健康中国"发展战略,苏州市出台了《"健康苏州2030"规划纲要》《关于落实健康优先发展战略加快推动卫生计生事业发展的若

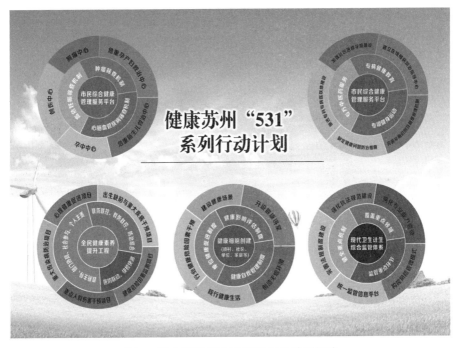

图1　健康苏州"531"系列行动计划概述

干意见》，明确卫生健康事业重心从"以治病为中心"转到"以健康为中心"，确立"健康优先"的组织领导、投入保障、人才支撑、综合决策和宣传倡导机制。

2. 补足健康供给的体系短板

苏州市印发了《苏州市医疗卫生资源补缺补短"123"方案》，针对苏州市卫生领域发展不平衡、不充分问题，提出迁建1家疾控中心、新建2家三级医院、提升3个方面服务能力，补齐城市快速发展过程中部分区域缺乏综合性大医院的空间型短板；补齐妇幼、肿瘤、康复、精神卫生、临终关怀等功能薄弱的功能型短板；补齐院前急救、血液供应、疾病控制等领域发展滞后的发展型短板。

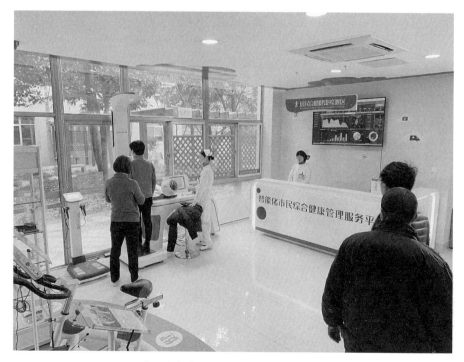

图2　苏州市智能化市民综合健康管理服务平台

3. 提升健康服务的核心能力

实施"临床医学专家团队"、卫生青年骨干"全国导师制"、社区进修学院、姑苏卫生人才引进培养新政、名医工作室等组合拳,打造人才高地。目前,苏州市已引进65个国内外一流临床专家团队,两批共计124名卫生青年骨干人才入选培训项目,培养儿科、超声诊断、康复医学、吴门医派、精神卫生、全科进修学员215名,全市设立名医工作室80家;完成了六批共计231名姑苏卫生人才的培养和引进工作,建成国家级培训基地6家、协同医院12家、全科社区实践基地45家,近三年培养合格住院医师3 095人;建成国家临床医学研究中心1个,国家医学重点学科2个,国家临床重点专科15个。

4. 强化健康促进的协同联动

以部门联动为关键,强化各部门政策的协同。全市财政经费及政策支撑适度向卫生与健康事业倾斜。2019年末,政府医疗卫生计生支出突破百亿元,基本公共卫生服务经费提升至人均80元/年。积极推动医保支付方式改革,探索医保"总额包干、结余留用"的激励和风险分担机制。实施公立医院医药价格综合改革和基层医疗服务价格综合改革,理顺医疗服务价格比价关系,初步建立家庭诊疗项目价格体系。积极稳妥推进公立医院综合改革、分级诊疗、全民医保、药品供应保障和综合监管制度,以绩效考核为抓手,坚持目标导向,强化目标任务的督查、监测、考核,客观评价改革发展成效。

**(二) 推动卫生行业健康管理精准有效供给**

1. 立足"急病要急",实施健康市民"531"行动倍增计划

健康市民"531"行动计划主要瞄准胸痛、卒中、创伤、危重孕产妇和危重新生儿五个方面,建立五大疾病区域协同救治中心,实现"急病要急"。在急病协同救治的同时,同步在全市社区卫生服务中心建立起肿瘤、心脑血管疾病、高危妊娠三大筛查机制,并将社区卫生服务中心转型升级为智能化市民综合健康管理服务平台,通过早期识别、早期治疗、上下联动、多学科联合诊疗的急病区域健康联合体,构筑苏州融预防、救治、防控于一体的市民健康管理联合体系。

2. 立足"慢病要准"，实施健康市民"531"行动倍增计划

制订苏州市健康市民"531"行动倍增计划，依托市民综合健康管理服务平台，借助专病健康教育、专项健身运动与专方中医药服务三大适宜技术，有效开展针对慢阻肺及儿童喘息性肺炎、骨质疏松及骨关节炎、睡眠障碍、代谢障碍临界人群、青少年主要健康问题的五大干预策略，实现区域卫生资源基于人群主要健康问题的精准配置及有效供给。

3. 立足"无病要防"，实施健康市民"531"行动倍增计划

全面提升居民健康素养，开展重大传染病防治、心理健康促进、重点人群伤害干预、出生缺陷与重大疾病干预、健康危险因素监测评估等五大重点公共卫生领域的重点人群、疾病干预项目。全力构建现代卫生计生综合监管体系，提升综合监管五项能力，开展专项"卫监行动"，推进"双随机、一公开"，为卫生与健康事业建立稳定的保障体系。全面提高单位、行业健康管理能力，在健康场所建立健康影响审查制度、健康自我管理制度、健康促进制度。

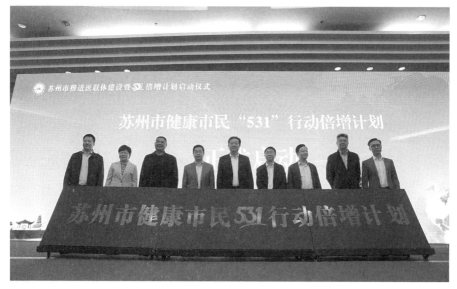

图3  苏州市健康市民"531"行动倍增计划启动仪式

### （三）推进百姓"健康主责"的共建共享

#### 1. 开展居民健康素养提升工程

构筑健康生态圈，倡导百姓主动关注健康。成立各级健康促进讲师团，开展主题日宣传，每年开展健康巡讲1万余场。推进健康教育场景建设，全市共建成89家健康教育场馆、297个健康主题公园、2 433公里的健身步道，全市95%的学校建成江苏省健康促进学校，累计建设健康自我管理小组4 964个。深入开展全民健康生活方式推广活动，积极开拓群众参与的载体、渠道和方法，2019年市民健康素养水平提升到28.13%。

#### 2. 实施健康场所"531"行动

以建设健康场景、开设健康讲堂、创造无烟环境、践行健康生活、行业健康危险因素干预为重点，开展健康社区（村）、健康单位、健康家庭等健康细胞创建活动，营造良好的健康氛围。截至2019年底，苏州市累计建成WHO健康场所51家，省健康场所552个，市级健康场所5 200余家。

#### 3. 推进项目化综合干预工作

以重大公共卫生问题为导向，启动实施27项重点公共卫生领域项

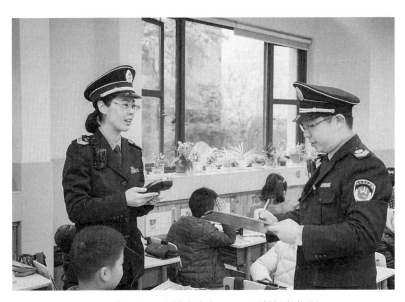

图4　苏州市儿童健康危机干预和科普活动现场

目化干预工作，累计投入经费6 900万元。扩大免疫规划，深入推进艾滋病、结核病、慢性肝病防治和重点心理疾病、出生缺陷、妇女儿童重大疾病干预，实施儿童意外伤害、老年防跌倒和道路安全项目，居民健康水平不断提升。

## 三、创新与成效

2018年，苏州市人均期望寿命已达到83.54岁；2019年，全市健康素养水平为28.13%，比2016年提高了6.37个百分点。国务院深化医改领导小组曾刊发简报介绍苏州市构建以人为本的整合型医疗卫生服务体系的具体做法。苏州现代卫生综合监管体系建设被评为全国35项医改典型经验之一。2018年，苏州市获评"首届健康中国年度标志城市"，成为6个获此殊荣的地级市之一；苏州市卫生健康委员会党委书记、市医改办主任谭伟良荣获"推进医改全国十大新闻人物"。2019年，国家卫健委领导在调研苏州医改工作时，充分肯定了苏州医院改革发展所取得的成绩，肯定了苏州市在急救体系建设及慢病管理等方面取得的成果，并指出健康中国，苏州先行。在2020年1月印发的《关于全国健康城市评价结果的通报》中，苏州在全国总排名第二，江苏省内排名第一，全国地级及以上城市排名第一，充分展现了苏州市在推进健康中国建设过程中的榜样和示范意义。

### （一）建成了区域急病协同救治体系

苏州在2016年率先提出推进五大中心建设，苏大附一院率先建立以急诊外科为主导、多学科协作、联合救治严重创伤病人的医护团队，实施"严重创伤一体化救治"模式。胸痛救治中心以苏大附一院、苏大附二院、九龙医院、市立医院4家国家级胸痛救治中心为龙头，各县市、区分别建立市胸痛救治中心和分中心，建成胸痛急救信息网络平台，实现院前急救和院内抢救无缝衔接。卒中救治中心在苏大附一院、苏大附二院等国家高级卒中中心的基础上，各市、区将分别建立卒中分中心,建成苏州市卒中中心数据管理平台,及时分析卒中筛查、干预和救治等数据,为完善卒中防治策略及措施提供科学依据。同时,支撑区域协同救治的健康市民"531"信息化项目全面落地应用。18个专科中心信息系统和7套院内信息系统已在试点医院中全面投入使用,完成智慧急救平台升级,"531"专科数据中心、综合管理应用平台完成初验,初步形成急救、胸痛相关数据标准。目前,就健康市民"531"行动计划项目,政府已投入1.5亿元,已建成胸痛救治中心14家,累计救治患者5.0万例;建成卒中救治中心14家,累计救治患者4.98万例;建成创伤救治中心12家,累计救治患者40.6万例;建成危重孕产妇救治中心14家、新生儿救治中心10家,累计救治孕产妇6.5万例,累计救治危重新生儿6.0万例。以胸痛中心为例,2019年平均D to B(Door to Ballon,从进医院大门到球囊扩张开通血管)时间为74分钟,比2017年缩短了21分钟。

### (二)建成了区域慢病防治体系

积极开展疾病早期识别和筛查,截至2019年末,累计完成肿瘤高危人群筛查11.5万人,心脑血管疾病筛查156.2万人,孕产妇产前筛查47.2万人。基层健康服务体系不断完善,50家社区卫生服务中心转型升级为智能化市民健康管理综合服务平台。推进五大类健康问题区域慢病防治指导中心建设,累计投入约4 500万元,截至2019年末,已建成市级防治指导中心12家、社区防治点建设157家,其中儿童哮喘防治点32家、慢性阻塞性肺疾病防治点41家、骨质疏松症防治点56家、成人"三高"防治点28家,累计筛查慢阻肺患者6.9万人、儿童哮喘5.0万人、骨质疏松症9.1万人,将目标人群纳入慢病管理体系,加强健康管理。

### (三)建成了健康综合干预体系

通过优质服务进社区、义诊、健康教育等活动,提升公众对疾病危害的认知水平和防病意识。推动免疫规划项目有序落实,全市65岁以上户籍老年人肺炎疫苗免费接种27.9万针次,初三学生麻风/麻风腮疫苗免费接种8.64万针次，全市适龄儿童水痘疫苗免费接种36.6万针次；心理健康促进项目创新实施，推出全国首家"心理云医院"平台；各类干预项目积极开展，实施儿童道路交通伤害干预、职业病伤害干预等项目，开展0～3岁儿童先天性心脏病筛查，探索建立儿童自闭症早期筛查服务体系，已累计投入经费6 900万元。实施公众健康教育"百千万"行动计划，建立"一百个"标准化健康科普课件，培训"一千名"健康科普讲师，使"百万市民"从健康科普活动中受益，居民健康素养水平不断提升。

## 四、启示与展望

苏州市健康市民"531"系列行动计划是苏州在推动医疗卫生供给侧结构性改革中进行的积极探索，对于全方位全周期保障人民群众健康，满足人民群众多层次多样化的健康服务需求具有重要意义。

一是提供了一条思考路径。卫生与健康事业的改革发展必须坚持问题和需求双导向，既要重视疾病谱、生态环境、生活方式等造成的多重疾病威胁，也要关注健康促进、疾病预防、疾病治疗和临终关怀等各种健康服务需求。健康市民"531"系列行动计划正是基于区域主要疾病防治提出的统筹解决市民健康问题的综合策略，并从不同侧面回应了百姓最根本最直接的"健康三问"——"我是否健康、我是否严重、我该怎么办"，即"健康评估—早期识别—规范治疗—健康管理"全链条的健康诉求。

二是创设了一个借鉴样本。健康市民"531"行动计划具有一定的方法论意义。一方面，该模式可以复制拓展。基于不同的工作场景和目标，围绕人民群众多层次多样化的健康需求，可以不断有新的"531"行动计划提出；另一方面，其内容可以不断丰富完善。无论是健康市民"531"行动计划，还是倍增计划，都不局限于目前的病种或者健康问题，可以不断拓展。

三是推动了一次创新实践。针对影响市民健康的环境、医疗、行为等主要因素，通过构建"无病要防、急病要急、慢病要准"的综合健康服务体系，采取全面的干预行动，突出"全方位"。针对婴幼儿、儿童、成人、老年人等不同人群的健康问题，建立连续的、有针对性的健康保障，突出"全周期"。

在推进卫生健康事业改革和发展的过程中，苏州卫健部门对实践中遇到的一些问题也进行了积极思考。比如，在全行业都在呼吁通过"强基层"加快推进分级诊疗制度建设的大环境下，如何面向基层全科医生构建更加科学有效的激励机制。苏州市相关部门认为应当强化对基层全科医生的赋权，通过建章立制保障基层全科医生的首诊权、分诊权、收益权、发展权，充分调动全科医生的积极性，构建良性的发展格局。此外，苏州也积极倡导为健康结果付费，而非为医疗服务行为付费，更加注重公平和效率，切实从"以治病为中心"转向"以健康为中心"。同时，对于如何建立政府投入和居民付费高效统一的支付机制，苏州市也在进一步加强研究。

下一步，苏州将继续推进实施"531"系列行动计划，围绕"布局合理、结构科学、水平领先"的目标，建立健全苏州市公共卫生服务体系，高水平推进健康苏州建设。卫生与健康服务能力整体提升，学（专）科建设和人才培养达到较高水平；统筹解决市民健康问题的综合策略有效实施，医疗卫生与养老服务融合发展，市民健康状况得到改善，市民健康生活质量得到进一步提高，主要健康指标基本达到发达国家水平。

（报送单位：江苏省苏州市卫生健康委员会）

**专家评析**

　　长期以来，以公立医院作为主体的医疗卫生服务提供体系是一个极其庞杂的巨系统，涉及众多的利益相关者且影响因素繁多。新时代医疗卫生工作"三十八字"方针，健康中国战略的实施，近期疫情蔓延导致的惨痛教训，党和政府已对医疗卫生服务体系重构提出了更高要求，党的十八大、十九大以来的各次全会精神，近期习近平总书记对防控疫情和强化公共卫生服务体系建设的系列讲话精神，"十四五"规划纲要"全面推进健康中国建设"的要求，习近平新时代中国特色社会主义的医疗卫生健康体系，以全生命周期全方位的人民健康获得感为中心，聚焦如何有效地从"以病为中心"转向"以病人为中心"，从"以治病为中心"转向"以健康为中心"，建立能统一所有参与主体思想的大健康理念，打破预防、医疗与康复三者间独立运作的人为机制壁垒，各地均试图制定符合国家战略且适合自身特点的"升级版"医改新方案和科学路径，不断探索，以建立强化公共卫生和基层医疗，内含科学利益分享机制、公共卫生与医疗服务分工协作良性联动的公平高效医疗健康提供体系。

　　苏州作为全国公立医院改革试点城市和省级综合医改试点市，以打造健康中国典范城市为统领，以建设"长三角医疗名城"和"市民主动健康的宜居名城"为目标，以防治威胁市民健康和城市公共卫生的重大疾病为问题导向，围绕"健康"这一市民的共同追求进行流程再造，全力构建"无病要防、急病要急、慢病要准"的主动健康新格局，深入实施以健康苏州"531"系列行动计划为核心的统筹解决市民健康问题的综合策略，打造整合型医疗卫生健康服务体系，坚持走"健康惠民"的医改之路，探索符合苏州特色的卫生与健康发展道路，因其成效突出而获得了不少殊荣，对深化推进健康中国战略的实施具有示范性和引领性。其核心如下：

## 一、供求双侧协力实现大健康战略

传统的"以治病为中心"的医疗卫生提供和发展模式以及碎片化医疗卫生服务结构，已完全不能满足人民群众追求预防为主、无病少病、万一不幸生病而能及时得到救治和尽早康复的多元健康需求。供给结构完全不能匹配"不生病、少生病"的健康需求。而健康成效不单取决于医疗卫生服务提供体系及其保障体系，也极大地取决于每个人履行作为"第一健康责任人"的核心责任成效，因此既要深化供给侧结构改革，释放足够的改革活力，有效提升医疗卫生资源优化配置和利用效率，更要从供求双侧协力，实现真正的以民众健康为中心的大健康战略。

以防治威胁市民健康和城市公共卫生的重大疾病问题为导向，通过对近十年来的疾病死因谱的大数据研究分析可知，针对苏州市民前五位死因——恶性肿瘤、脑血管病、呼吸系统疾病、心脏病和伤害，其占比合计超过80%的现实，深入实施以"健康苏州'531'系列行动计划"为核心的统筹解决市民健康问题的综合策略，进行健康流程再造，全力构建"无病要防、急病要急、慢病要准"的主动健康新格局；积极开展疾病早期识别、筛查和干预，转型建设市民综合健康管理服务平台、系统推进五大类健康问题区域慢病防治指导中心和区域慢病防治体系建设；建立五大疾病区域协同救治中心，实现"急病要急"，协同早期识别、早期治疗、上下联动、多学科联合诊疗的急病区域健康联合体，构筑苏州融预防、救治、防控于一体的市民健康管理联合体系；通过优质服务进社区、义诊、健康教育等活动，提升公众对疾病危害的认知水平和防病意识，实施公众健康教育"百千万"行动计划，建立"一百个"标准化健康科普课件，培训"一千名"健康科普讲师，使"百万市民"从健康科普活动中受益，居民健康素养水平不断提升，更好地实现主动健康新格局。

## 二、体制机制创新满足"全"健康需求

契合最根本最直接的"健康三问"——"我是否健康、我是否严重、我该怎么办"，依据"健康评估—早期识别—规范治疗—健康管理"，针对影响健康的环境、医疗、行为等主要因素，针对婴幼儿、儿童、成人、老年人等不同人群的健康问题，采取全面的干预行动，以突出"全方位"，建立连续的、有针对性的健康保障，以突出"全周期"，重构综合健康服务体系，提供统筹解决市民健康问题的综合策略，构建区域慢病防治体系和创建区域急病协同救治体系。

通过强基层和加快推进分级诊疗制度建设，探索面向基层全科医生的更加科学有效的激励约束机制，探索强化对基层全科医生的赋权，通过建章立制保障基层全科医生的首诊权、分诊权、收益权和发展权，以充分调动全科医生的积极性，形成良性可持续的发展格局；探索医保"总额包干、结余留用"的激励和风险分担机制，积极倡导为健康结果付费，而非为医疗服务行为付费，进一步加强研究如何建立政府投入和居民付费高效统一的支付机制；实施公立医院医药价格综合改革和基层医疗服务价格综合改革，理顺医疗服务价格比价关系，初步建立家庭诊疗项目价格体系等。

## 三、政府主导、高效精准推动

为落实"健康中国"发展战略，苏州市出台了《"健康苏州2030"规划纲要》《关于落实健康优先发展战略加快推动卫生计生事业发展的若干意见》，确立"健康优先"的组织领导、投入保障、人才支撑、综合决策和宣传倡导的行动准则；印发《苏州市医疗卫生资源补缺补短"123"方案》，补齐部分区域缺乏综合性大医院的"空间型短板"，补齐妇幼、肿瘤、康复、精神卫生、临终关怀等"功能型短板"，补齐院前急救、血液供应、疾病控制等"发展型短板"；发布了《苏州市健康市

民"531"行动倍增计划实施方案》；实施财政经费及政策支撑适度向卫生与健康事业倾斜，政府医疗卫生计生支出突破百亿元，基本公共卫生服务经费提升至人均80元/年。

实施健康苏州"531"系列行动计划，推进百姓健康主责的共建共享，开展居民健康素养提升工程；实施公众健康教育"百千万"行动计划；在健康场所建立健康影响审查制度、健康自我管理制度、健康促进制度，将健康融入所有政策；提升健康服务的核心能力；实施主要健康问题的五大干预策略，实现区域卫生资源基于人群主要健康问题的精准配置及有效供给。

苏州市作为长三角地区发达城市的代表，其经验具有较强的前瞻性和榜样性。但"健康中国"建设正在路上，期待苏州市在深入推进卫生健康事业改革和发展的过程中，对各地实践中遇到的一些"共性问题"进行积极思考，大胆探索。比如，在如何强基层和加快推进分级诊疗制度建设，如何面向基层全科医生构建更加科学有效的激励机制，如何强化对基层全科医生的赋权，如何保障基层全科医生的首诊权、分诊权、收益权、发展权，充分调动全科医生的积极性上，在探索和建立"无病要防、急病要急、慢病要准"的综合健康服务体系中，如何强化公共卫生和基层医疗，构建科学合理的利益分享机制，实现分工协作良性联动的公平高效医疗健康提供体系等方面，再为国人贡献可复制的"苏州模式"，在"健康中国"建设伟业中贡献"苏州智慧"。

黄　丞

上海交通大学健康长三角研究院　双聘研究员

上海交通大学安泰经济与管理学院　副教授、博导

上海交通大学中国医院发展研究院卫生经济和管理研究所　所长

# 坚持"三医联动"：江苏省常熟市卫生服务体系协同打造医共体建设样板

## 一、背景与动因

常熟是苏州市下辖的县级市，地处我国经济最活跃的区域——上海经济圈中心，是国家历史文化名城、全国县域经济最发达的地区之一。常熟下辖8个镇、6个街道，拥有国家级经济技术开发区、国家级高新区各1个，以及虞山高新区、国家大学科技园、中国常熟服装城和虞山尚湖旅游度假区。截至2019年底，常熟市域总面积达1 276平方公里，户籍人口为106.41万人，常住人口为151.89万人，居民人均期望寿命为83.36岁。2020年，常熟实现地区生产总值2 365.43亿元。

常熟市是原国家卫生计生委深化医改工作联系点（原部长联系点）、江苏省政府县级公立医院改革试点县市、紧密型县域医共体建设试点县。2019年，全市共有市级公立医院4家，基层公立医疗卫生机构34家，社区卫生服务站及卫生室213家，全市医疗卫生机构从业人员有12 513人，其中，医护人员有9 984人，每万名常住人口全科医生数达5.23人，每万名常住人口执业（助理）医师数达31.13人。全市医疗机构总床位达8 497张，千人拥有医疗机构床位5.61张。2019年全年，全市总诊疗人次达1 374.45万，门急诊人次达1 359.02万，出院病人数达26.72万人次，住院病人接受手术的有57 542人次。

随着医疗卫生事业的不断发展，其发展障碍和瓶颈日益凸显：一是医改领导小组机构人员分散、沟通协调机制不畅、运行效率不高；二是卫生健康工作资源布局不尽合理，优质资源集中在市区，基层医疗卫生机构部分房屋、设备陈旧，基层医疗机构服务能力不强；三是"重医疗、轻预防"的传统观念依然没有完全转变,基层医疗卫生机构创新管理能力不强,统筹协作不到位,健康管理服务水平不高;四是受事业单位绩效分配体制、医保支付、医疗服务价格等政策制约,医务人员积极性不高,医疗机构运行压力逐年加大。

面对以上问题,2017年常熟市人大十五届一次会议期间,人大代表提出了"实施基层医疗机构'提档升级'工程,完善基层卫生服务体系"的议案,被确定为大会一号议案。常熟市委市政府予以高度重视,并于2018年3月成立了由市委市政府主要领导为双组长的进一步深化常熟市公立医疗机构综合改革试点工作领导小组。以此为契机,从全局和战略的高度,深刻剖析原因,破除思维束缚,针对一些体制性、结构性的深层次问题进行破题,并先后组织人员赴多地学习取经,通过多层面座谈听取、多部门联合会商等方式,研究制订了符合常熟实际的公立医疗机构综合改革方案。2018年11月,召开全市公立医疗机构综合改革工作动员会,正式启动新一轮改革。

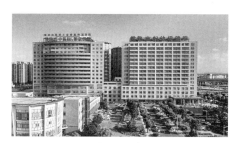
市级医院

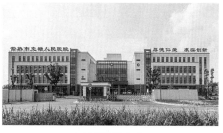
区域医疗中心

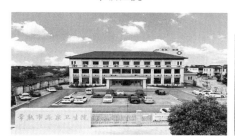
卫生院

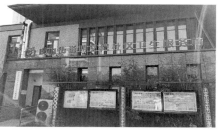
社区卫生服务站

图1　常熟市主要医疗机构类型

## 二、举措与机制

### （一）高位协调，形成合力

成立由市委市政府主要领导为双组长的进一步深化常熟市公立医疗机构综合改革试点工作领导小组，高规格设立医改办并实体运作。医改办主任由分管副市长兼任，成员由编办、发展改革委、财政局、人社局、医保局、物价局、卫健委分管领导组成。医改办成立医共体建设工作小组，审议医共体章程和理事会成员名单、推荐医共体院长，制定公立医疗机构功能定位、医共体薪酬分配、绩效目标考核等指导意见。

### （二）对上借力，提升市级水平

市一院挂牌上海市肿瘤医院常熟市合作医院、南京市心脏介入中心常熟分中心，加入中国卒中联盟、江苏省风湿免疫病医联体、苏大附属儿童医院医联体等。市二院挂牌上海六院合作医院、复旦大学附属中山医院医疗技术协作中心，加入江苏省人民医院医联体等。市中医院与苏州市立医院、苏州儿童医院、南京鼓楼医院、省中医院签署联盟协议。

### （三）对下融合，提升基层能力

#### 1. 成立区域医共体

组建以市一院、市二院、市中医院为核心，8个区域医疗中心为枢纽的"1＋N"三个区域医共体，实行人、财、物一体化管理。成立区域医共体理事会和领导班子。成立医学检验、消毒供应、医学影像、心电诊断等资源共享中心。成立人力资源、财务管理、信息管理、医教管理、健康管理、综合服务等管理中心。实行院长聘任制，建立医共体院长办公会议制度，实行区域医共体院长负责制、任期目标考核制。区域医共体内实行优先接诊、优先检查、优先住院等服务，实行规章制度、技术规范、质量管理、信息系统、采购配送、后勤管理"六统一"。

2.组建专科医共体

以27家基层医疗卫生机构(卫生院及社区卫生服务中心)为主要成员,成立社康中心并实体化运作,对专科医共体各成员单位功能定位、资源整合、健康管理、全科专科发展等进行统筹规划和督导落实。各成员单位在遵循专科医共体发展规划的前提下行使经营管理自主权,实行规章制度、技术规范、质量管理、信息系统"四统一"。

3.鼓励专业公共卫生机构参与医共体建设

统筹专业公共卫生资源,制订专科医共体健康管理能力提升方案,组建慢病管理专家团队对医共体开展帮扶,确保慢性病、常见病在基层就诊的比例逐年提高。统筹安排专科医共体成员单位加入核心医院专科医联体。区域医共体影像诊断、病理诊断、消毒供应、心电诊断等资源共享中心同时为专科医共体提供服务。

**(四) 对内联动,提升效能**

1.创新公立医疗机构人员管理机制

按照"标准核定、备案管理、岗位设置、分类聘用"的原则,规范人员管理,逐步实现由身份管理向岗位管理的转变。2019年以医共体为单位开展备案制人员招聘。

2.建立符合卫生行业特点的薪酬制度

落实"两个允许",建立科学的绩效考核评价制度和指标体系,考核结果与公立医疗机构绩效工资总量等挂钩。完善医疗机构内部绩效考核机制,提高奖励性绩效工资分配比重,探索档案工资制、院领导目标年薪制等。

3.改革财政投入和保障机制

探索建立以"基本运行奖补、购买服务、专项补助"为框架的新型公立医疗机构政府投入和保障机制。建立并完善市、镇(区、街道)两级财政投入清单。合理划定人员补助标准,对专家下基层服务提供专项奖补。

**4. 深化医疗保险配套改革**

建立健全医保经办机构与公立医疗机构间公开平等的谈判协商机制，推行以病种付费为主的多元复合式医保支付方式，医共体内实行医保总额付费。完善考核评价体系，实现医疗费用和医疗质量双控制。

**5. 加强信息化建设**

启动"智慧医疗"项目建设，2019年明确年度重点项目20多项和KPI验收考核方案，并完成基层医疗信息系统更新、市级医疗机构信息功能完善等。完善"智慧健康"移动平台，依托"常熟智慧健康"微信公众号，推动医共体流程再造，推进互联网预约诊疗、就诊全过程提醒、移动支付、诊间结算、结果查询等应用。

## 三、创新与成效

### （一）创新

一是创新成立专科医共体。组建由区域医共体以外的27家基层医疗卫生机构为主要成员的专科医共体，在坚持成员单位资产归属、独立法人、职工身份等不变的前提下，通过社康管理中心统一指导，实现基本医疗、公共卫生和健康管理能力的有效提升，推动基层医疗卫生服务系统化、规范化、集约化发展。

二是创新药品管理模式。在慢病下沉的基础上，2018年遴选制定《常熟市公立医疗机构药品目录》，并实施动态调整，强化药品一体化管理，提高临床合理用药水平，基本实现区域内药品配备使用的相对统一。2019年，动态调整常熟市公立医疗机构药品目录。

三是财政保障体现常熟特色。设立公立医院财政补贴经费和健康服务专项经费。出台五项方案的配套实施办法，涉及医疗共同体建设管理、人员管理、薪酬分配、医疗保险和财政奖补，从医疗保险基金释放、药品耗材价格调整、医务人员考核奖惩、医疗机构人员管理等多方面创新管理办法。启动"智慧医疗"项目，由财政重点保障，明确财政资金与第三方平台共同投入5亿元,建立全市"智慧医疗"系统,涵盖全预算管理平台、绩效考核管理平台、医共体系统改造、药品物资监管平台等。

**(二) 成效**

2019年8月,常熟市被国家卫健委、国家中医药局联合发文确定为紧密型县域医共体建设试点县。

1. 城乡发展"两提升"

一是推进中心建设。通过成立影像、心电、病理诊断中心等资源共享中心,实现看病就医"基层检查、专家报告、同城互认"。2019年,全市心电(CT)诊断共计46 189例,同比增长92.12%。成立全市医学检验共享中心,统一全市公立医疗机构试剂采购、设备管理、质控等标准,提升服务质量,降低运行成本。通过成立六大管理中心,区域医共体核心医院对成员单位实施同质化管理。

二是完善双向转诊机制。制定全市双向转诊实施意见,探索多渠道便民服务项目。患者可以在基层双向转诊服务中心预约核心医院的门诊、住院和大型检查等项目。2019年3—12月,全市门诊上转21 663人次,同比增长250.19%;门诊下转19 844人次,同比增长274.98%;住院上转1 600人次,同比增长58.73%;住院下转17 103人次,同比增长903.1%。

2. 医疗公卫"两加强"

一是加强基本医疗服务能力。制定基层医疗机构作业清单,公布诊疗操作目录、手术、护理技术操作和护理服务"四大目录"。在核心医院的帮扶下,基层医疗机构挂牌名(中)医工作室46家,挂牌基层重点专科18个、重点专科建设单位5个、特色专科16个。2019年,核心医院专家下乡镇(社区)7 092人次,开展门急诊诊疗94 745人次、手术402台。改革以来,常熟市域就诊率、基层就诊率均有提升,截至2019年末,市域就诊率达99.14%,基层就诊率达58.00%。

二是加强健康管理能力。25家基层医疗机构完成向"市民健康管理综合服务平台"的转型，儿童预防接种门诊标准化建设达100%，建成骨质疏松、慢阻肺、儿童哮喘3个区域慢病防治指导中心和若干防治指导站，"国家慢性病综合防控示范区"建设通过现场技术评估验收。截至2019年末，全市家庭医生累计签约74万人次，有效签约35.8万人次，重点人群签约率达到70%；累计建立居民电子健康档案135.51万份（规范化档案107.17万份）。截至2019年底，"常熟智慧健康"微信公众号关注量为11.4万人，预约总数达8.1万人次，挂号总数达1.7万人次，在线支付达2.9万次，线上交易金额达247.2万元。

## 四、启示与展望

### （一）启示

医共体建设已不仅仅是推进不同层级医疗机构的紧密合作，而是向着推动现代医院管理制度、财政制度以及其他领域的体制改革延伸。常熟医改通过坚持"三医联动"，坚持改革的系统性、整体性、协同性，以公立医院改革为契机，以医共体建设为平台，不断完善顶层设计，大胆创新实践，逐步突破重点、难点问题，实现了从形成框架向制度建设、从单项改革向系统推进的跨越式发展。我国县域医共体建设目前尚无成熟经验可循，而常熟的探索模式将为全国医共体的进一步发展提供思路。尽管如此，常熟模式也还存在以下主要问题。

一是医共体运行机制需进一步完善。区域医共体内部管理、运行机制还没有实现真正意义上的一体化，一些体制上的老问题没有得到根本性解决。如人员的有序流动、绩效管理的统筹、利益共享机制、人员岗位管理等方面还在逐步探索中。

二是城乡资源效能需进一步提升。常熟市卫生医疗优质资源集中于市区，还有少数基层医疗卫生机构房屋、设备陈旧，制约了机构医疗服务能力的提升和人才的引进。

三是公立医疗机构运行压力仍然较大。常熟市公立医疗机构财务运行情况仍然不容乐观。医共体内部收入结构有待进一步优化,药品耗材占比仍有下降空间,诊疗费、护理费、手术费等体现技术劳务价值的收费项目有待调整,医疗服务收入占比要进一步提升。同时,在医共体建设过程中,还需医保、人社、编办等部门政策的进一步突破和财政部门的进一步支持。

(二) 展望

常熟市综合医改虽然取得了初步成效,但离实现改革既定目标、离满足群众医疗健康需求还有不小的差距。接下来,我们将坚持改革与改善并重,聚焦医疗卫生服务体系建设方面的短板和弱项,优化配置卫生健康资源,在推动体制机制改革、在补短补缺上下苦功。

一是聚力推动"两提升"。围绕提升城乡资源融合水平和医疗服务水平,继续推进区域医共体建设,完善内部制度,提升管理效率。持续推进分级诊疗,做实专家下沉,积极引导患者到基层医疗服务机构首诊。

二是聚力做实"两加强"。围绕加强基层基本医疗能力和健康管理能力,核心医院扎实开展对专科医共体的技术帮扶,专业公共卫生机构扎实开展公共卫生服务项目督导,提升重大疾病的防控成效。

三是聚力信息"加速度"。夯实基层信息基础,完善市级系统功能,提升区域健康服务平台的服务内涵与效能。丰富"常熟智慧健康"微信公众号的运营内容,拓展云胶片、健康档案查阅等医疗便民服务,试点医疗机构"处方外配"。

四是聚力机制"深探索"。进一步完善医改办工作机制,从制度层面确保改革朝既定路线继续推进。探索药品、耗材集中采购新机制,探索发挥医保资金杠杆作用,探索DRGs付费模式。

(报送单位:江苏省常熟市卫生健康委员会)

**专家评析**

　　在我国，患者享有极大的择医自由权，大小毛病均"非理性"地"一窝蜂"涌向高等级公立医院，基层医疗服务机构逐渐弱化和萎缩，医疗消费呈现"倒三角"现象，有限的医疗资源被严重浪费，整体医疗服务提供体系效率低下。其中虽有群众只信任大医院的传统就医观念的影响，但更重要的是受大医院创收机制诱导，优质医疗资源过分向大城市的大医院集中，致使基层医疗服务机构"缺良医、少好药"状况没有得到改变，基层服务质量和效率低下，得不到群众的信任。大医院"门庭若市"，基层医疗机构"门可罗雀"是制约基层医疗服务强化的诸多负面效应叠加的结果。

　　苏州市下辖的常熟市，地处我国经济最活跃的区域，天赋异禀，居民预期寿命及各项民生利益指标在全国居前，是原国家卫计委深化医改工作联系点、江苏省政府县级公立医院改革试点县市和紧密型县域医共体建设试点县。本案例围绕推行医共体存在的典型问题，如医改领导小组机构人员分散、沟通协调机制不畅、运行效率不高；卫生健康工作资源布局不尽合理，优质资源集中于市区，基层医疗机构服务能力不强；"重医疗、轻预防"的传统观念依然存在等，有针对性地进行改革，2017年实施基层医疗机构"提档升级"工程，完善基层卫生服务体系；成立专班，研究制订了符合常熟实际的公立医疗机构综合改革方案；2018年11月正式启动新一轮改革等，综合效能进一步提升。

　　县域医共体建设是强基层、解决基层医疗卫生体制问题的有益探索，对其共性问题的解决，对构建优质高效医疗卫生服务体系意义深远。表面上看，缺乏优质人才是落实强基层机制的最大障碍，实质上是欠缺科学的制度安排，尤其是缺乏科学合理的利益分享机制和整体协同优化机制。常熟的这个典型案例也不例外，仍有很多不清晰的地方尚待进一步探索和完善。

其一,"样板"亟待论证和评估。也许,同自身历史的纵向比较,成绩巨大,而称为"样板",似欠火候。遍览国内医共体(或医联体)改革的探索,即便是实行了人、财、物一体化管理的医共体(或医联体),在强化基层医疗卫生服务提供上也觉得阻挠重重,改革推进举步维艰。常熟市坚持成员单位资产归属、独立法人、职工身份等不变的前提,通过社康管理中心统一指导,意图实现基本医疗、公共卫生和健康管理能力的有效提升,推动基层医疗卫生服务系统化、规范化、集约化发展。这势必不会顺风顺水。区域医共体内部管理、运行机制还没有实现真正意义上的一体化,一些体制上的老问题没有得到根本性解决。想真正被称为"样板",亟待由"独立的第三方"组成的专业评估团队,通过建立科学的评价指标体系,搜集、整理和提炼丰富而翔实的基础数据和专业数据,全方位、全流程地进行访谈和客观科学的分析论证,进而得出令人信服的研究结论。

其二,强基层的医共体的利益共享机制和整体协同优化机制亟待构建和完善。无论是"对上借力,提升市级水平",我们从中更多的只是看到了市级层面"挂了很多医学院校的'牌'",真正取得了些什么样的"真进展",要靠"量化了的指标"予以佐证,而且基本判断是更多的高端大医院与常熟市级高等级医院相应的专科或专病形成专科或专病联合体,把病患留在了县域还是转向名气更响的高等级医院,其责权利如何划分更加合理、更具可复制性;还是"对下融合,提升基层能力"、组建专科医共体,以及强化内部管理上,如何强基层?强基层的动力何在?利益共享机制如何?如何做才能使患者更愿意从"重医疗、轻预防"转向"预防为主""恰当医疗"?如何做才能使医共体的医疗机构间更愿意协作共赢?医共体建设的"常熟样板"仍有相当多的工作需要攻坚克难。

其三，深化医改难点在强基层，而强基层是医共体的重点、难点和活力之源。医共体作为县域深化医改、医疗资源纵向有效整合的重要抓手，究竟怎样抓才能提升基层医疗机构的医疗技术水平、利用频率、提供能力和服务效率，真正赢得患者的信赖，进而才能真正提升和健全整个医疗卫生提供体系的效能。"革命尚未成功，同志仍须努力。"期盼常熟市在继续深化探索我国县域医共体建设方面，敢为人先，大胆尝试，结合响应国家"公立医院高质量发展"的指引，进一步推动各级医疗机构回归各自的职责本位，以期达到有效强化基层功能、尽快理顺就医秩序、优化配置资源、合理满足民众医疗健康多元需求的目的，真正为全国医共体的高质量发展探索出一个"可复制的模式"。

**黄　丞**

上海交通大学健康长三角研究院　双聘研究员

上海交通大学安泰经济与管理学院　副教授、博导

上海交通大学中国医院发展研究院卫生经济和管理研究所　所长

# 党建引领高质量发展：江苏省常熟市卫健系统"驻院一月"活动

## 一、背景与动因

2019年，常熟市坚持稳中求进的工作总基调，贯彻新发展理念，坚持以供给侧结构性改革为主线，统筹做好"促发展、补短板、解难题、精管理"工作，经济社会保持平稳健康发展。2019年完成地区生产总值2 470亿元，增长了5.3%；一般公共预算收入为203亿元，税收占比为84.7%；全社会固定资产投资522亿元，增长了15.9%；社会消费品零售总额为1 031亿元，增长了6.1%；进出口总额为225亿美元，实际到账外资6.4亿美元。

随着常熟市经济社会的发展，人民生活水平的提高，群众日益增长的健康服务需求与健康服务供给不平衡不充分的发展之间的矛盾持续存在，凸显出"看病难、看病贵"的现实。常熟市卫健委主动作为，坚持以病人为中心的服务宗旨，积极探索党建引领推动医院高质量发展，着力解决"病人最不满意、员工最为关心、影响医院发展最为关键"的问题。

2020年初以来的新冠肺炎疫情，对医疗机构开展医疗服务，保障群众健康，提出了新的挑战和要求。习近平总书记在新冠肺炎疫情之初就提出了人文关怀的建设要求，常熟市卫健委党委引领在全市公立医疗机构开展以关爱患者身心、保障患者权益、改善患者就医和医务人员行医感受为核心的人文关怀制度建设，指导公立医院党组织把立德树人作为思想政治工作的中心环节，用人文精神感召人，用核心价值凝聚人，引导医务人员弘扬和践行"敬佑生命、救死扶伤、甘于奉献、大爱无

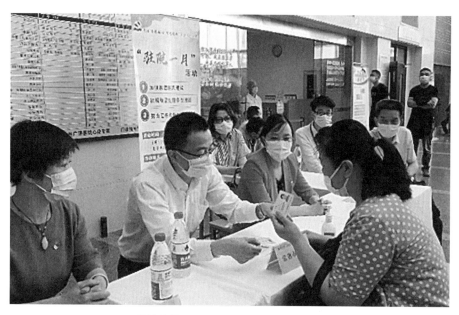

图1　常熟市第一人民医院"驻院一月"活动现场

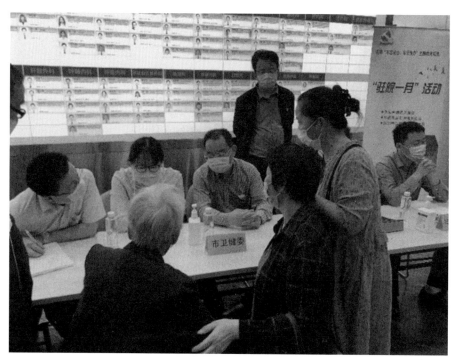

图2　常熟市第二人民医院"驻院一月"活动现场

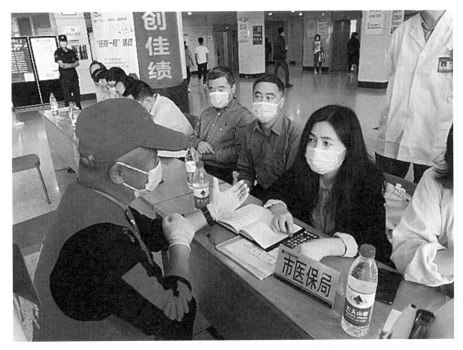

图3　常熟市中医院"驻院一月"活动现场

疆"的崇高职业精神,形成各具特色的人文品牌,努力提升医院文化软实力。

2020年4月,常熟市卫健委联合常熟市医保局、派驻纪检监察组制订活动方案,在市级公立医院开展常熟市卫健系统"驻院一月"活动。本次活动坚持问题导向,直接听取患者诉求,查找问题和原因,着力提升医院医疗技术水平和服务质量,提高医院核心竞争力,加快医院创新发展,构建和谐医患关系,营造人文关怀氛围,打造"服务好、质量好、医德好"的群众满意医疗机构,更好地巩固"不忘初心、牢记使命"主题教育成果。

## 二、举措与机制

本次"驻院一月"活动,自2020年5月11日持续至2020年6月8日。在每个工作日上午,由三个部门组成的"进驻组"在部门领导的带队下分别前往市级公立医院，同各部门机关中层干部、各院领导及相关科室负责人一起进驻医院门诊大厅，听取群众反映困难和查找各种问题。该活动的开展，有利于部门领导班子成员深入基层听实话、察实情、获真知，有利于查找各种困难和问题，有利于找到理顺工作的思路和解决办法，从而有利于推行更多便民利民措施，服务好患者和办事群众，改善群众看病就医体验，提高群众对医疗卫生服务的满意度。

"驻院一月"活动程序概述如下：

（1）"派驻组"成员听取来访群众反映问题，由陪同人员做好接访登记。

（2）由参加接待的"派驻组"成员和院领导给予来访群众答复。必要时，通知医院有关责任科室到场接待处理。

（3）接待人员认真、妥善处理有关问题。对能够当场答复和解决的，当场予以处理；对不能当场解决的，向来访者说明原因，做好解释工作；对需要集体研究的问题，待研究后及时予以处理，及时回复；需要向上级机关请示的问题，及时向上级机关请示，待上级明确后及时予以处理，并将处理情况反馈给来访者。

（4）对需要卫健委、医保局有关职能部门处理的事宜，将来访人反映的问题记录在《"驻院一月"活动来访登记表》中，"派驻组"领导接访后在表格上签名，签字栏批注具体处理意见，明确承办职能部门及期限，并当即交办。《"驻院一月"活动来访登记表》一式二联，一联交承办职能部门，一联自留。

（5）承办职能部门按"派驻组"领导的要求，限期完成承办事宜，及时回复，并将承办结果告知"派驻组"。

（6）每日各医院将问题整理汇总至市卫健委办公室。活动结束后，各医院及时梳理活动期间发现的问题，总结经验，持续改进，形成常态化管理机制。

本次活动要求"派驻组"成员做到着正装上岗，正确贯彻执行政府有关办医的方针、政策,严格遵守医保有关规定,耐心听取来访人陈述,认真依法解决问题,对每起交办的事项都必须跟踪回访,对来访者反映的一些不便公开的情况和问题采取必要的保密措施。

### 三、创新与成效

#### (一)创新

本次"驻院一月"活动是在党建引领下较有成效的一次人文关怀建设活动,利用党建工作平台,树立人文关怀建设导向,丰富思想交流形式,践行卫健系统党建"精诚"工作法,建立并完善"院长接待日"等制度,加强医务人员与患者的沟通,规范投诉处置流程,对群众反映的问题及时予以回应,持续改进;落实各项便民服务措施,完善服务制度,优化服务流程;尊重和保护患者的隐私权、基本医疗权,保障患者公平的就医权;及时公开最新医保目录、医疗价格、门诊排班等就医信息;围绕创建医患友好环境,调整内部服务设施,打造整洁、温馨、安全的就医环境,形成具有特色的人文关怀工作模式,提升医疗卫生单位的文化软实力和整体竞争力。

#### (二)成效

活动启动当天,"驻院一月"接待台前便迎来了前来咨询的市民。家住古里镇李市村的村民老徐反映,自己日常需要服用"全天麻胶囊"与"银杏叶片"两种药品,每次配药都要前往市区,且配到的药品数量有限,这让他倍感不便。市卫健委工作人员在记录好老徐的诉求后,在现场立即与白茆卫生院负责人取得联系。经了解,由于老徐服用的"全天麻胶囊"未列入基本药物目录,因此,先前他需前往市区配药。经过市卫健委工作人员与白茆卫生院负责人商榷,白茆卫生院将对该药品进行备案,并配备一定数量该药品至社区,方便周边与老徐一样有需要的市民就近配药。

老徐所反映的部分药品配药难问题仅是此次"驻院一月"活动打

通服务群众"最后一公里"的一个缩影。在活动接待的856人次来访群众中,反映的问题还涉及就诊流程优化、非急救转运车辆服务、办理异地就医等。"驻院一月"工作人员在现场为来访群众解答咨询问题713个,当场解决问题135个,事后落实解决8个,真正做到事事有回音、件件有结果,其高效的办事效率得到了来访群众的好评。

市卫健委会同相关部门同步做好汇总统计和经验总结工作,并下发《关于开展"驻院一月"活动情况的通报》,对活动咨询类问题按单位分类进行统计,对活动解决的代表性问题进行分析,挖掘深层次原因,提出应对的措施和建议。从三家医院接受咨询的情况和市民投诉的问题来看,配药难、预约挂号难是较为突出的问题,主要原因如下:

(1)分级诊疗机制还没有完全落实到位。市级医院提供的医疗服务主要是危急重症、疑难病例、手术病例以及基层医疗机构上转的患者,但基层医疗机构不能解决患者就医配药最基本的需求,存在药品配备不足等问题,无法满足患者的用药需求,导致患者配药也要到市级医院。另外,大部分患者特别是老年患者就医、配药习惯到市级医院,加上不熟悉医院的信息化就医流程,造成其到市级医院就医、配药"烦""难"的情况。

(2)市级医疗机构提供的服务不能完全满足患者需求。一是专家服务供需存在矛盾,患者对优质医疗需求高,专家门诊供不应求,这个矛盾在短时间内无法解决。二是部分仅需来院配药的患者,占用市级医疗机构的医疗资源,从而导致真正就医看病的患者预约挂号难。

(3)医疗信息化水平不高。一是"互联网+"医疗健康服务水平不高;二是"智慧健康"服务平台预约挂号资源池没有全市统一,出现"下乡支医"专家"空闲"的现象。

针对上述问题,常熟市卫健委党委采取一系列措施:一是市级医院加强服务咨询体系建设,不断提高服务能力,及时发现问题,解决患者的医疗需求。二是基层医疗机构重新认识自身功能定位,从满足患者最基本的就医、配药需求开始,做好基本医疗服务工作。三是探索家庭医生签约服务项目在政策范围内提供基本医疗需求。四是推进"互联网＋医疗＋护理"服务,结合"处方外转",做好特需人群的线上健康服务。

## 四、启示与展望

常熟市卫健委党委是党在医疗单位临床、科研、教育、管理、预防、突发事件应急处理第一线的战斗堡垒,医院的人文关怀建设必须要充分发挥出党建工作优势,发挥党的领导核心作用。未来仍有以下几点可以进一步加强。

### (一) 用党建引领制度建设,为医疗人文关怀保驾护航

要将经过实践检验的做法进行总结提炼,及时发现做得好的方面以及不足之处,要将实践中良好的做法、经验形成制度成果,发挥制度对工作的促进作用,将制度的推广运用作为工作机制,让制度能够重新回到工作实践中去,指导、促进工作有序开展,坚持在工作中进行再实践、再检验、再总结,以制度的完善与健全提升人文关怀的持续性与长效性。

### (二) 用党建引领组织建设,为人文关怀提供人才支撑

一是要做好干部工作。突出政治标准,坚持事业为上,牢固树立正确的选人用人导向。二是要做好人才工作。要坚持党管人才原则,统筹抓好以高层次人才和高技能人才为重点的各类人才队伍建设,创新人才工作体制机制,激发各类人才的创造活力和创业热情,开创人才辈出、人尽其才的新局面。

### (三) 用党建引领环境建设,为人文关怀凝聚向心力

依托党建阵地,宣传党的路线方针政策,积极倡导社会主义核心价值观,大力选树典型,用身边的人和事,教育和引导广大医务人员讲医德、扬新风,塑造医务人员的良好社会形象,增进社会对医务人员的了解和认同,从而培育医院文化品牌。

（四）用党建引领医疗服务质量改善，为人文建设凝聚战斗力

进一步提高医疗服务质量、规范医疗服务行为、改善医疗服务态度，实现患者获得感、职工幸福感双提升和患者满意、职工满意的双满意目标。

（报送单位：江苏省常熟市卫生健康委员会）

## 专家评析

实施健康中国战略，增进人民健康福祉，既是人民期盼，又是经济社会发展的基本条件，更是民族昌盛和国家富强的重要标志。健康中国战略的推进，充分体现了我国以人民为中心的发展理念，尤其是在中国特色社会主义进入新时代，我国社会主要矛盾已经转化为人民日益增长的美好生活需要和不平衡不充分的发展之间的矛盾。人民生活水平的稳步提升必定伴随着对生命健康需求的不断提升。

常熟市地处江南水乡，是由苏州市代管的县级市，素有"江南福地"的美誉，是吴文化发祥地之一，在中国县域经济、文化、金融、商贸、会展等领域均位居前列。该地区群众对于优质健康服务的需求也不断提升，同时区域内健康和医疗服务的供需不平衡、不充分现象也依然存在。

常熟市卫健委能够主动作为，结合地区特点探索出"驻院一月"这样的创新性举措来应对上述问题和挑战。该行动的本质是推动领导班子深入基层一线，听实话、察实情、获真知，了解卫生健康事业发展中存在的各种困难和问题，并找出工作思路、措施和办法。该行动着力解决"病人最不满意、员工最为关心、影响医院发展最为关键"的问题，推出了诸多便民利民的措施，改善群众看病就医体验，提高群众

对医疗卫生服务的满意度，真正做到坚持以病人为中心的服务宗旨，更是将党建引领推动医院高质量发展做到了实处。

为人民服务是永无止境的。只有让百姓和一线医务人员的获得感、满意度不断增强，才能形成正向循环。因此，除了在现场和活动期间的快速、高效回应之外，事后的汇总统计、分析也很重要，对于同质性的问题要有针对性地研究、制订解决方案，针对体制机制不完善的问题要从源头和顶层设计上把准方向。通过常熟卫健系统的"驻院一日"活动案例，我们应当清晰地认识到：医院的人文关怀建设非常重要，其中必须要充分发挥出党建工作优势，用党建引领卫生健康系统的组织、制度、环境等全方位建设，真正发挥党组织的领导核心作用。

**张录法**

上海交通大学健康长三角研究院　执行院长

上海交通大学国际与公共事务学院　副院长

# 快速反应、动态调整：江苏省瑞金无锡分院 应急发热门诊的管理实践

## 一、背景与动因

2019年12月底，湖北省武汉市发现新型冠状病毒肺炎（以下简称新冠肺炎）患者。此后，武汉市及全国其他地区陆续出现新冠肺炎病例。根据《中华人民共和国传染病防治法》的相关规定，基于对新冠肺炎的病原学、流行病学、临床特征等方面的认识，国家卫生健康委员会宣布将新冠肺炎纳入国家"乙类"传染病，采取"甲类"传染病防控措施，国内疫情防控形势严峻。

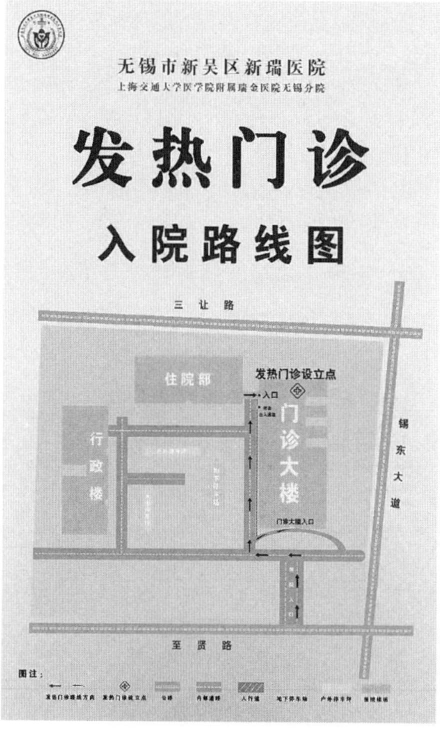

应急发热门诊是诊治新型冠状病毒肺炎的关键场所和前哨阵地，其主要作用是负责发热患者的首诊和对传染病的排查。加强对发热门诊的管理与感染防控工作是护理工作的重点。

上海交通大学医学院附属瑞金医院无锡分院（以下简称"新瑞医院"）是无锡市新吴区内唯一一家三级综合医院，于2019年4月起正式开业运营。面对突如其来的新冠肺炎疫情，为做好无锡市新冠疫情防控工作，切实维护人民群众和医务人员的身体

图1　新瑞医院发热门诊入院路线图

健康和生命安全,由医院防治领导小组牵头,第一时间组建应急发热门诊,明确应急发热门诊运行方案。同时,梳理了发热门诊管理中存在的问题,以问题为导向,快速反应制定工作流程,经几轮修改和专家审核把关,为疫情期间无锡市疫情防控工作及一线工作人员的人身安全保驾护航。

## 二、举措与机制

作为医院预防、预警机构之一,发热门诊的主要任务是对发热患者进行首次诊疗,同时做好传染性疾病的排查工作,以期做到对传染病早发现、早诊断、早隔离和早治疗。自新冠肺炎疫情暴发后,新瑞医院主要承担无锡市新吴区内以及高速道口发热患者的排查工作。全院启动应急预案并成立防控工作小组,制定了《新瑞医院新型冠状病毒感染的肺炎疫情防控工作手册》,作为全院人员的具体操作指南。同时,新瑞医院上下高度重视,积极调配人力、财力和物力,保证发热患者能及时得到就诊,最大限度地降低了患者确诊前发生交叉感染的概率。

### (一) 快速反应制定工作流程

作为一家新建医院,为保障应急发热门诊各项工作安全、有序、高效实施,首先应该制定清晰的工作流程。例如,各类人员的工作职责和隔离管理、留观病房的管理规定、院内疑似患者会诊/转诊流程以及感染防控等具体内容。

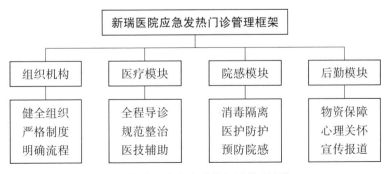

图2　新瑞医院应急发热门诊管理框架

1. 应急发热门诊设施和人员设置

新瑞医院应急发热门诊位于门诊大楼相对独立的区域，内设分诊台、候诊区、留观区输液室、诊室、检验科、CT室及药房等。该门诊严格设立"三区两通道"，"三区"即清洁区、半污染区和污染区，"两通道"即工作人员通道和患者通道。全院总动员，由呼吸科、感染科、重症医学科、放射科、检验科、药剂科、中医科以及医院感染管理科八个临床科室执行主任组成医疗救治专家组。医院感染管理科专家和护理部专家定期现场指导消毒隔离工作。采用讲授法、现场演示法、网络平台自学等方法对应急发热门诊的工作人员进行培训，培训内容包括疾病相关知识、消毒隔离知识、个人防护知识等。

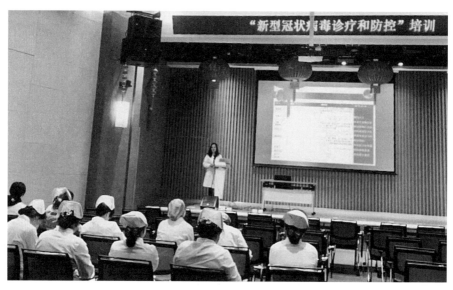

图3　新瑞医院对应急发热门诊医护人员进行应急培训

2. 患者就诊、分流及随访管理

发热预检和分诊工作由经验丰富的呼吸科医师或高年资的护士长承担，严格落实首问负责制。对于新冠肺炎疑似患者，第一时间将患者转至留观隔离病房进行观察、检查和治疗。患者进入隔离病区后需更换病号服，个人物品用塑料袋包装并由病区妥善保存。

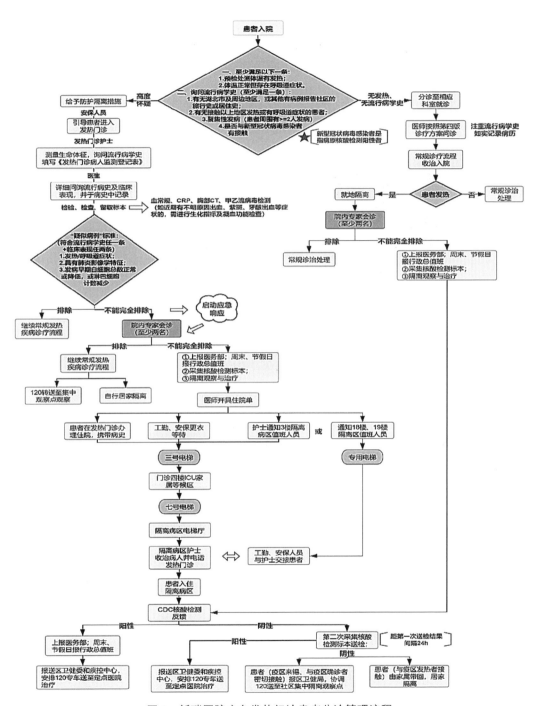

图4　新瑞医院应急发热门诊患者分诊管理流程

### 3. 标本采集与医疗废物处置管理

发热门诊与地方疾病预防控制中心工作人员进行标本交接。咽拭子标本采集由五官科医生负责，血液标本采集由护士负责，胸部X线或CT检查由放射科技师负责。所有工作人员均要求身着三级防护，戴眼罩、双层N95口罩、全面性防护面罩、双层手套；同时对操作环境采用严

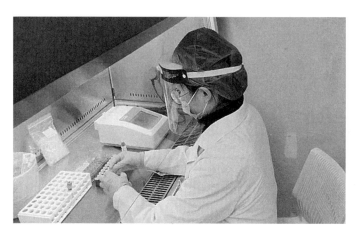

图5 新瑞医院标本采集人员身着三级防护

医疗废物暂存地（B2层）

（出发）

B2层15#污梯上 ↓

门诊三楼：隔离病房污物通道出入口

15#污梯下 ↓

B2层

32#住院部污梯上 ↓

住院部一楼

经住院楼外围绕至 ↓

发热门诊污物通道出入口

原路返回至 ↓

住院部一楼医废交接点

↓

与医废公司工作人员进行现场交接

图6 新瑞医院医疗废物处置流程

格的防护和消毒措施。医疗废物的处置原则为"分类收集、专区存放、密闭运送、无害化处理",及时对医疗废物处置人员进行个人防护培训,明确转运路线和注意事项。

**(二) 及时调整,注重工作细节**

由五官科医生和护理人员共同组成的标本采集与转运组,保证每一项工作标准化运转,最大限度地做好自我防护和环境消毒工作。医院注重合理的人员配置和排班,从而减轻医护人员的心理压力;在人力允许的情况下尽量安排双班,便于穿脱防护服时两人互相监督,更便于工作中彼此互相鼓励。疫情期间合理安排备班以应对突发情况,全体工作人员保持充分沟通,对排班设置和工作细节进行合理调整。同时,提供后勤保障,重视心理疏导,做好工作人员的思想工作,减轻医务人员的焦虑情绪,在生活上给予他们足够的关心,合理配备人力资源,轮流安排休息,避免过度劳累,以保证一线人员高效投入战斗,有利于新冠肺炎疫情防治工作的有效开展。医院感染管理科和护理部定期进行现场指导,发现问题及时督促整改,保证各项措施落实到位。发热门诊工作人员未发生职业暴露等安全隐患,实现了一线医护人员"零感染"的目标。

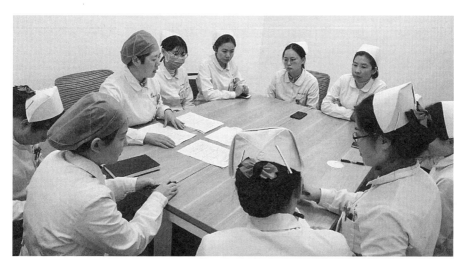

图7　新瑞医院感染管理科和护理部定期进行现场指导

## 三、创新与成效

自新冠肺炎疫情暴发后，新瑞医院主要承担无锡市新吴区内以及高速道口发热患者的排查工作。全院上下高度重视，立即启动应急预案，成立防控工作小组，第一时间制定《新瑞医院新型冠状病毒感染的肺炎疫情防控工作手册》，调配全院人力、财力和物力，启动应急发热门诊，合理规划和布局，保证发热患者及时就诊，最大限度地降低患者确诊前发生交叉感染的概率。

### （一）应急发热门诊运行管理成效显著

2020年1月16日—3月15日，新瑞医院应急发热门诊接诊患者688例，平均年龄47±17岁（年龄范围：16～82岁），其中，男性453例（65.8%），女性235例（34.2%）；留院观察患者215人（31.3%），转诊无锡市内三级医院治疗患者12人（1.7%）。在实验室检查方面，血常规检查688例（100%），甲/乙流咽拭子筛查633例（92.0%），胸部X线检查148例（21.5%），胸部CT检查486例（70.6%），54例（7.8%）患者携外院影像学检查结果就诊，外送地方疾控中心标本共计180例（26.2%）。

### （二）留院观察患者临床转归情况密切筛查

在215例留院观察患者中，需要接受氧疗的患者有25例（11.6%），接受静脉药物治疗的患者有118例（54.9%），仅口服药物治疗的患者有80例（37.2%），仅医学观察未予以药物治疗的有17例（7.9%）。经筛查，新瑞医院未发现新冠肺炎确诊病例，所有患者经治疗或观察后均康复出院。

### （三）离院患者随访情况严格跟踪

688例患者就诊时均详细登记个人基本信息、联系方式、家庭住址等，随访成功率达100%；236例（34.3%）患者就诊/出院14天后离开无锡市新吴区。475例（69.0%）患者通过医院微信公众号免费在线咨询及了解相关知识。随访过程中，所有患者对于医护人员的专业指导均表示满意。

### （四）一线医务人员健康情况严防死守

2020年1月16日—3月15日，共有112名医生、护士、技师以及工勤人员参加一线发热门诊工作，所有工作人员在工作期间以及工作结束后的隔离观察期间均无发热、咳嗽等症状，身体和心理状态均保持良好。

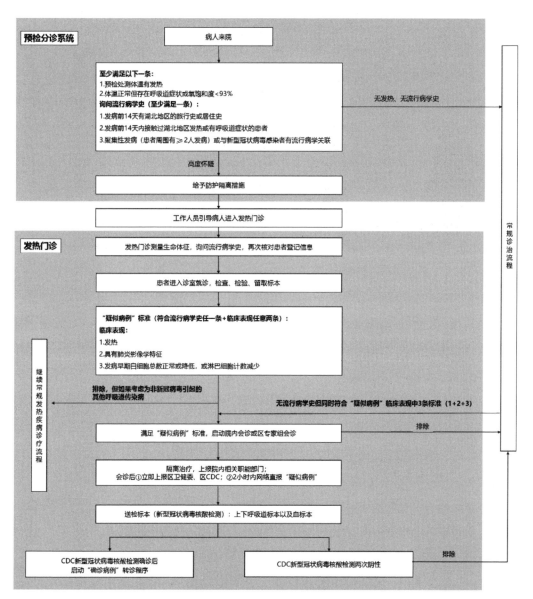

图8　新瑞医院应急发热门诊运行管理流程

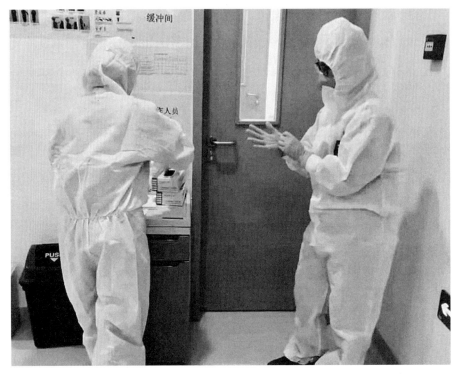

图9　新瑞医院应急发热门诊一线工作人员严格做好防护工作

## 四、启示与展望

作为一家开业不到一年的综合性医院，新瑞医院在较短的时间内组建了应急发热门诊，全院所有临床科室均积极支援发热门诊的工作。但在发热门诊运行过程中，我们发现，随着新冠肺炎诊疗方案的更新以及无锡地区防控措施的调整，发热门诊的管理流程也会做出相应的调整，一线医务人员需要及时更新防控理念，不断加强对流程的学习。另外，由于一线医务人员专业背景不同，对于发热患者的诊治能力也存在一定差异，因此在发热患者的病情判断上存在一定缺陷，而专家组成员的指导，作为有益的补充则可以保证医疗服务质量。但从疫情防控的长远角度来看，发热门诊需要打造一支专业性较强、技术水平过硬的专业团队。

### （一）提高发热门诊综合运行能力

**1. 定制化方舱CT**

定制化方舱CT可以满足发热门诊患者CT检查的需求。设备自带满足防护要求的机房，医院无须另建设机房，安装周期短；机房安装场所灵活，采取医患双向通道设计，可以满足医院院感的要求。同时，可以避免高端CT在进行疑似或确诊患者检查后反复终末消毒对机器造成的损害。

**2. 建立独立负压病房**

病房内的气压低于病房外的气压，换而言之，只有外面的新鲜空气可以流进病房，而病房内被污染过的空气则不会泄漏出去，而是通过专门的通道及时排放到固定的地方，适合抢救呼吸道传染病患者。在发热门诊建立负压病房，符合集中区域救治、避免交叉感染和医院感染控制的要求。

**3. 提高互联网诊疗服务能力**

进一步推动互联网医院多种功能的实现，扩大互联网医院的宣传力度，进一步提高医院知晓度，明确参加互联网诊疗服务医师的准入要求，严格资质审批流程和备案管理；定期开展互联网诊疗服务评价，接受社会监督和满意度调查；定期开展医疗质量评价和持续改进活动。

### （二）推行"金字塔"型模块化管理

发热门诊已经成为呼吸道传染病防控的第一道防线。加强和优化发热门诊的管理，是卫生主管部门和各级医疗机构管理的重点和难点。发热门诊管理标准应参考国家相关法律法规，结合医院工作现状，对发热门诊规范管理的各个环节做出具体说明，应广泛征求行业专家的意见，使相关标准具有通用性和可操作性。发热门诊管理标准应包括组织建设、流程制定、导诊分诊、医生诊疗、医技配合、隔离防护等。相应条款的制定需要参考我国现行的相关制度标准，借鉴国内外相关文献报道，并结合现场调研情况而定。对于医患培训、心理关怀和宣传报道等方面，需要注意的是，在制定标准时需要兼顾和适应医院工作的实际。

发热门诊管理可以选择"金字塔"型的模块化管理模式，即将问题细化、分级别进行管理，各级别之间相互监督、分工合作。将模块化管理模式应用于发热门诊工作具有显著成效。发热门诊工作流程中涉及的交叉科室多，工作中感染风险高，需要管理的人群复杂，数量不确定、培训内容更新快等一系列特点。模块化管理可以将管理工作细化到每一个人，责任具体落实到人，发挥每一个模块管理的主观能动性和积极性。同期质量控制是模块化管理模式效果实现的有力保证。

综合医院是国家疾病预防控制体系的成员之一。新冠肺炎疫情对综合医院工作提出了更高、更新的要求。面对突如其来的公共卫生事件，医院能否迅速做出有效反应是对医院应急能力与实际能力是否相符的考验，是对医院决策能力和执行能力的考验。实际工作中，诸多不确定因素增加了防控工作的风险和难度。加强传染病疫情预警响应，完善传染病防控设施设备，对患者进行分区分类管理，提高医院感染与控制水平；利用信息化手段，转变传统诊疗模式，开展互联网诊疗服务，线上线下结合，院外院内结合，简化就诊环节。

由于疫情的不断变化，临床中不断出现新情况和新问题，应以"避免交叉感染、及时筛查疑似病例、优化门诊流程"为原则，进行清单管理，开展风险评估和风险沟通，妥善处理临床诊疗与疫情防控的关系，及时调整防控措施，做到针对性强、效果明显。医疗机构的工作人员应密切关注疫情变化，学习国家发布的诊疗方案、防控方案等系列指导性文件，掌握疾病的特点、诊断标准，组织临床病例讨论，积累实战经验，从理论到实践更加清晰地认识疾病的发生、发展和转归。

（报送单位：江苏省无锡市新瑞医院）

## 专家评析

在疫情中,医院既是人民生命健康的最后防线,也是病毒传播的高危区域。如何在"应收尽收、应治尽治"的原则下,最大限度地降低病毒在医院传播的风险,保障患者及医护人员的安全,是每个医院都需要解决的难题。

本案例中,上海交通大学医学院附属瑞金医院无锡分院,通过快速反应,及时制订新的工作方案与流程,从发热门诊入手,加强设施与人员配置,严格执行患者就诊、分流、随访以及标本采集、医疗废物处置等管理制度,取得了显著成效。在保证发热患者及时就诊的同时,最大限度地降低患者确诊前发生交叉感染的概率,实现了一线医护人员"零感染"的目标。

本案例中,新瑞医院的成功在于对疫情做出了快速反应、及时调整对策。疫情突如其来,只有在一开始就引起全院上下高度重视、严防死守,才能最大限度地保障患者与医护人员的生命安全。目前新冠疫情在国内相对平稳,但在全球范围仍然肆虐,疫情重燃的风险依旧存在,如何将"战时"建立的有效应急措施形成医院应急管理的长效机制,做好医防结合、平战结合,是医院下一步必须做好的功课。

**李 力**
上海交通大学健康长三角研究院　专职研究员

# 付费方式与质控体系变革：浙江省金华市中心医院的运行管理改革实践

## 一、背景与动因

金华地处浙中，面积达1.1万平方公里，常住人口560万人，下辖两区、四市、三县。金华是正在建设中的浙江省第三大城市群和第四大都市区，也是长三角城市群规划的26个中心城市之一、沪杭金发展带重要节点城市和G60科创走廊的共建单位。2018年，全市实现地区生产总值4 100亿元，城镇和农村居民人均可支配收入分别达到54 883元、26 218元。

金华市中心医院始建于1910年，是一家百年老院，2005年成功创建为三级甲等综合性医院，2012年增挂浙江大学金华医院的牌子。目前医院开放床位2 597张，在岗人员3 052人，现有省医学重点扶植学科3个，省浙中区域专病中心9个，省中医名科1个，省"十三五"中医药重

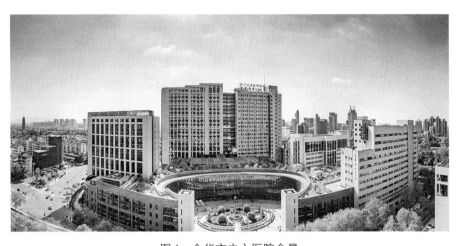

图1　金华市中心医院全景

点专科1个,市医学重点学科16个。

为落实《国务院办公厅关于印发深化医药卫生体制改革2016年重点工作任务的通知》(国办发〔2016〕26号)、《国务院办公厅关于进一步深化基本医疗保险支付方式改革的指导意见》(国办发〔2017〕55号)、《浙江省人民政府关于印发浙江省深化医药卫生体制改革综合试点方案的通知》(浙政发〔2016〕19号)等文件要求,金华市中心医院配合市医保局深化医保支付制度改革,加快推进按病种、服务单元、人头、床日等付费方式改革,鼓励推行按疾病诊断分组(DRG)付费方式,探索建立以DRG为核心的质量控制体系,推动医院高质量、可持续发展。

DRG付费方式是国际先进的医疗费用支付模式。金华中心医院深度参与"金华病组点数法"医保支付方式改革的政策设计,并在支付方式改革的背景下探索医院的运行管理经验,打开医保、医院对话通道,创新使用疾病组质量评价工具,引入点数法与预付制(PPS),打造"三医联动"的良好局面。

## 二、举措与机制

金华市中心医院实施"病组点数法"医保支付方式改革,就是在总额预算下,主要住院医疗服务按疾病诊断相关分组付费,长期慢性病住院服务按床日付费,复杂住院病例通过特病单议按项目付费,同时引入"点数法",将病组、床日、项目等各种医疗服务的价值以一定点数体现。每年底,金华市医保局根据基金预算总额和医疗服务总点数确定每个点的实际价值,再以各医疗机构实际总点数进行费用拨付清算。

### (一)优化组织建设

完善组织机构,成立以院长为组长的疾病诊断分组管理应用领导小组,管理应用办公室,下设质量控制与标准维护组、分析评价组、绩效考核组三个小组,分别负责DRG基础数据建设、DRG结果数据分析、DRG结果绩效导向。改革初始,针对院领导、中层干部、临床科室、科室医保管理员等不同人群，开展侧重点不同的多层级培训，培训内容包括ICD、DRG相关知识和病组点数支付相关知识。改革过程中，质控办、医务处、医保办分别组织人员到临床科室进行巡讲，提高DRG等在临床科室人员中的知晓率，对DRG结果进行院、科两级分析管理，推动医保支付改革顺利进行。

（二）强化医保管理

成立以分管院长为组长的三级医疗保险管理网络，落实医保质量管理体系和服务流程，实现医保管理制度化。加强医保管理队伍建设，强化服务理念，优化就医、审批流程，保障患者权益。通过医保信息化建设，加强对医疗服务全过程进行刚性监管，提高了医保管理质量和效率。开展全方位医保质控管理，为规范临床质量提供依据；通过培训沟通，使临床的知识库与医保政策相融合，持续改进质量。深度参与改革，召集DRG分组专家座谈会，讨论分组问题，为完善分组提供依据，重点对偏离均值的病例进行全诊疗过程的合理性分析比较，提高医疗质量。通过新增、拆分病组谈判，新技术、新项目的分组定价探索，使病组的支付更为科学、精准。利用医保大数据，开展多维度数据分析，通过每月对入组病例进行费用结构分析、分组病例及各科室盈亏预测、超支病组分析，给院领导及各职能科室提供管理数据依据，探索DRG支付从"打包付费、结余留用"向"开包验证合理超支补偿"转型。

（三）加强病案质控管理

重点加强病案首页质量管理，规范病案首页内容填写。建立临床沟通机制，分析整理DRG分组数据，自行开发"结构化病案首页短信"功能，开展编码二次复核，按目标管理进行临床专科培训。对临床存在的主诊断和主手术选择问题、合理检查、合理用药、合理诊疗、合理收费、病案规范记录、医保阳光智能审核等问题，持续进行整改完善，医保部门定期进行整改效果跟踪评价。加强病案质控管理员队伍建设，在医务人员中倡导"在学习中工作，在工作中学习"，每日读文献，每月举

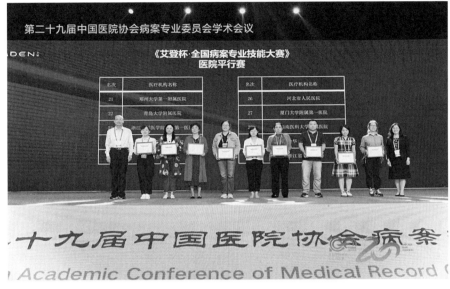

图2　全国病案专业技能大赛现场

办读书报告会,每季度举办编码沙龙,提升医务人员的工作能力,保障DRG支付改革顺利推进。加强信息助力,创立"单主机双屏编码"工作模式,通过首页字段标准化、结构化,提升医生书写质量与效率;改造"首页归档协同流程""病案示踪签收流程""病理报告后归流程",医院的病案三日归档率达98%。

**(四)持续提高医疗质量**

DRG医保支付方式是按医疗质量付费的支付方式。医院需关注并管理医疗质量细节,创新管理方法,优化管理流程,关注质量结果。

(1)落实《医疗质量管理办法》,每年开展"院长学科综合查房"和"院长医疗质量综合查房",每科每年至少开展一次,多职能部门参与,从病人管理、病房管理、人才梯队建设、亚专科建设、关键技术突破、科研教学、医疗安全、医疗质量、核心指标完成等方面,全面梳理,指出问题,协助改进。

(2)强化核心制度落实,在危急值管理、科间会诊、病历质量、输血审核、手术标志等方面均探索信息化管理模式,提高管理效率;医疗质

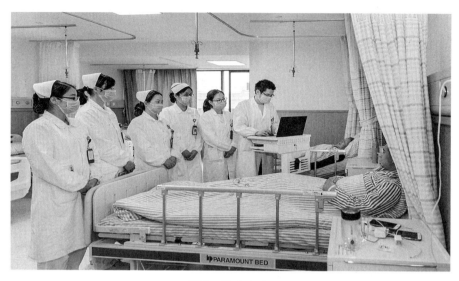

图3　综合查房

量管理从终末质控向环节质控转型，保障医疗安全。每月发布一期《医疗质量安全通讯》，深入分析，查漏补缺，持续提高医疗质量。《医疗质量安全通讯》中收载业务运行、病历、手术、院感、门诊、防保、健教等多

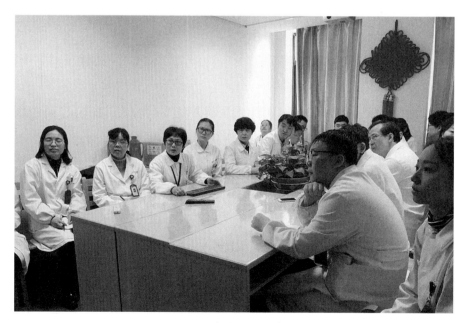

图4　安全警讯教育

部门质量数据，以负面清单形式刊载。每月进行全院的"安全警讯教育"，全院各科组织学习。

（3）实现临床、医技中层干部述职述廉会议制度化，围绕DRG制定实施科室医疗质量安全管理考核目标，推进医疗质量管理精细化。建立院、部、科三级质量管理指标体系，2020年共设置院级管理指标41个，其中DRG指标8个，公立医院绩效考核（HQMS）指标25个，DRG/HQMS共有指标4个，其他指标4个。以指标管理为导向，持续进行戴明循环（PDCA），促进医院的良性运行。

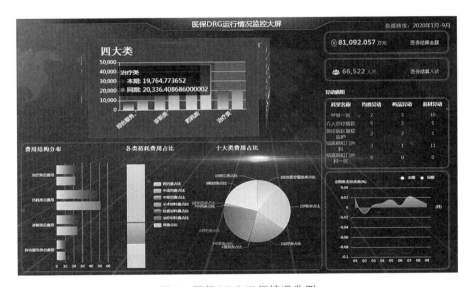

图5　医保DRG运行情况监测

（4）大力推进信息化临床路径工作。DRG注重质量结果，临床路径是过程管理工具。临床路径需与医疗质量控制与绩效考核相结合，与医疗服务费用调整相结合，与支付方式改革相结合，与医疗机构信息化建设相结合。医院建立多职能部门参与的工作机制，建设了本院特有的信息化多部门审核链、"专科主路径＋通用支路径"的复合路径模式、跳转路径、日间诊疗入院申请单、替换药／替换药组等功能。金华市中心医院连续两年受邀到浙江省临床路径管理工作会上做经验介绍。临床路径入径率从实行信息化之前的35%上升到2020年1月的77.17%，校正变异率由运行初期的近100%下降到2020年1月的59.15%，有效地提升了临床路径的质量，减少了平均住院日，降低了医疗费用，使临床路径真正成为医院精细化管理工具。

（5）积极推进日间手术，缩短平均住院日，体现医疗技术价值，降低医疗成本，实现医保、医院、医生、病人的"四赢"。金华市中心医院为浙江省第一批市级"日间手术"试点医院，借助信息化手段，实行分散管理型的日间手术，实现电子病历自动配置，对预约取消、中转住院、24小时手术再返、七日内再入院等负性质量指标进行管控。

开展日间手术临床路径，管控日间手术诊疗行为，重视变异管控；结合DRG的实施，加强对日间手术的管理与绩效考核。每月由医务处、质控办安排专人进行专项质控，形成质控报告并进行反馈，由医务处对负性指标进行督查与改进。2019年，医院开展日间手术12 446例，占择期手术的比例为25.18%。

（6）致力卒中中心、胸痛中心、创伤中心、危重孕产妇救治中心、危重儿童和新生儿救治中心的建设，强化区域医疗中心的作用。2016年5月，金华市中心医院被国家卫健委授予"高级卒中中心"；2019年5月，医院通过考察再次授牌。金华市中心医院连续七年荣获了"浙江省溶栓先锋奖"。2017年9月30日，医院发布金华市溶栓地图，实现全市同质化信息化管理，2019年医院DNT（door to needle time，从患者入院到实施静脉溶栓治疗时间）中位数为37分钟，位于全国四星级高级卒中中心的第五位。2017年，金华市中心医院成为国家胸痛中心，与5家二级医院、5家社区服务中心签订了合作协议，实现远程传输心电图、线上实时会诊、绕行急诊室转运下级医院病人至导管室，大大缩短了D to B的时间。金华市中心医院被中国创伤救治联盟授予"中国创伤救治联盟创伤中心建设示范基地"。这是全国首家获此殊荣的地市级医院。其严重创伤一体化救治及严重创伤合并不稳定骨盆骨折外固定策略效果突出。

（7）持续深化"最多跑一次"改革，提升服务效率，改善就医体验。2019年9月，金华市委深改委第二次会议确定金华市中心医院作为市本级示范性公共场所建设点，创建全市"最多跑一次"示范性医院，主要开展"五大工程"建设，明确了32项工作任务，努力将医院打造成为优质、便捷、智慧、人文的"最多跑一次"示范性医院。经过多部门通力合作，截至2019年末，32项工作任务已完成18项，切实改善了群众就医体验。多位省市领导莅临金华市中心医院考察指导并给予充分肯定，推动"最多跑一次"示范性医院创建工作向纵深发展。

（8）拓展多学科综合诊疗工作，组建神经外科、肝胆胰外科、脑卒中等多学科综合诊疗团队，有效提高了疑难危重疾病的诊治水平。截至2019年末，医院共成立13个多学科联合门诊，18个住院多学科诊疗团队，更好地满足了患者的诊治需求。

**（五）严格管控医疗成本**

优化医院收入结构，严格管控药品、医用耗材，合理管控成本。强化药品和耗材准入、使用环节管理，通过"50510"公示、"静脉合理用药"方案，开展临床路径用药审核、超支病组用药点评，有效监管药品的使用。将耗材的监测指标与科室发展、疑难危重病人的收治、高难度手术与新技术新项目开展相结合，合理管控医用耗材使用量，使群众就医负担得到减轻。依托"病组点数法"支付改革，建立"运行分析会"例会制度，全方位管控医疗成本，严格执行医疗服务价格政策。金华市中心医院荣获"2017—2018年全国医疗服务价格和成本监测工作先进单位"称号。

**（六）完善绩效分配方案**

在医院绩效分配中引入DRG数据，工作效率、病组点数、成本控制成为奖励性绩效工资分配的主要依据，并结合特别绩效考核制、质量挂钩制等形成复合式分配方案，药品、耗材等不纳入科室收入绩效核算范围。从2019年起，医院将DRG关键指标数据（CM、CMI、RW、四级手术）纳入中层干部年终考核范围，由此促进临床科室主动加强内部管理，提高医疗质量，优化收入结构，合理控制医疗费用增长，促进医院业务的良性运行。

### 三、创新与成效

2016年，金华市中心医院实施DRG医保支付方式改革。2017年，医院的DRG医保支付方式改革实施经验推广至金华市49家医疗机构；2018年，全市143家医疗机构均实施该项改革。金华成为"全区域、全病种、全费用"的DRG医保支付改革实施地。

2018年，金华市成为浙江省唯一的DRG支付改革全国试点城市，以"病组点数法付费"改革为主要内容的金华市公立医院综合改革得到了国务院的通报表扬。

自2016年实施DRG医保支付方式改革以来，金华市中心医院年门急诊量、出院人次、手术例数均呈现逐年增长，平均住院日逐年下降，药品费占医疗收入的比例和住院均次费用已实现连续三年下降。2019年，金华市中心医院全年门急诊量为224.59万人次，同比增长8.39%；出院患者达13.37万人次，同比增长7.91%；完成手术5.49万例，同比增长11.17%，其中三类及以上手术4.48万例，同比增长13.54%；平均住院日6.91天，同比缩短0.45天。2016年度，医院全年医保基金结余留用和病组结算结余1 034万元；2017年度，医院病组结算结余269万元。2018医保年度，医保病人均次费用下降7.02%，例均治疗费增长1.78%，例均手术费增长1.05%，例均西药费下降0.02%，例均材料费下降7.56%。2019医保年度，医保病人均次费用下降1.18%，例均治疗费增长3.54%，例均手术费增长1.08%，例均西药费下降6.01%，例均材料费下降2.46%，医疗费用结构进一步趋向合理。

2020年，浙江省全域实行DRG支付改革。金华市中心医院的DRG

实施经验成为全省支付改革的样板。金华市中心医院代表多次受邀到国家相关医保支付方式改革研讨会上介绍改革做法和经验。多位省市领导对医院的该项工作均给予肯定,多家国家级研究机构来院考察交流,百余家医疗机构代表来院参访学习。金华市中心医院党委书记在浙江省十三届人大二次会议上提出的《关于加快我省医疗保障体系改革继续走在全国前列的建议》被评为2019年度省人大代表优秀建议并被落实督办。近年来,金华市中心医院荣获了"全国医院医疗保险服务规范先进单位"和"中国最佳医院管理团队奖"。根据《中国医院竞争力报告(2018—2019)》显示,金华市中心医院在全国地级城市医院中位列第三十五位,在浙江省域医院30强中位列第十位。金华市中心医院多项医疗质量指标走在浙江省地市级医院前列。

## 四、启示与展望

"全区域、全病种、全费用"的医保支付方式改革没有现成可参照的经验,需医院与医保部门协商制定政策,医院在组织管理、医保管理、病案管理、医疗质量管理、成本管控、绩效分配方案等方面探索管理经验,推动改革落地。

政府主导深化综合医改,医疗、医保、医药联动,加速药品、耗材带量采购,推动医务人员薪酬制度改革。医保支付改革应导向供给侧结构性改革,不仅仅聚焦基金的总量控制,还应关注人群的健康管理,并合理配置医疗资源,促进医院由规模效益扩张转型至质量效益管理,使医保逐渐走向基于价值医疗的支付,使医院的服务质量、安全、效率、患者体验等得到全方位提升。

一是巩固完善DRG付费相关机制。重点完善区域预算基金形成机制、DRG动态优化机制、第三方人才服务机制等。

二是认真探索DRG多元化付费方式。在住院医疗服务DRG点数法付费的基础上,加快推进门诊医疗服务按人头付费;开展长期慢性病、康复治疗按床日付费；探索中医药服务按价值付费。

三是加快推进分级诊疗工作。为确保付费方式改革效益的最大化，各统筹区应加快制定分级诊疗目录和双向转诊管理办法。

（报送单位：浙江省金华市中心医院）

## 专家评析

金华市中心医院配合市医保局深化医保支付制度改革，鼓励推行按疾病诊断分组（DRG）付费方式，探索建立以DRG为核心的质量控制体系，推动医院高质量、可持续发展。在取得了核心业务量增长的同时，医保人均次费用和平均住院日连年减少，医疗质量管理水平获得提高，受到国务院等部门的表扬，打造了"三医联动"的良好局面。总结下来，其改革经验主要有以下几点：

第一，改革导向正确。医保支付改革应导向供给侧结构性改革，不仅仅聚焦基金的总量控制，还应关注人群的健康管理，并合理配置医疗资源，促进医院由规模效益扩张转型至质量效益管理，使医保逐渐走向基于价值医疗的支付，医院的服务质量、安全、效率、患者体验等得到全方位提升。而金华市中心医院做到了这一点。

第二，医院管理架构合理完善。医院在组织管理、医保管理、病案管理、医疗质量管理、成本管控、绩效分配方案等方面探索管理经验，坚持高质量发展，推动改革落地。金华市中心医院形成了医院完整的管理系统，有序实施计划、组织、协调、控制功能，充分发挥整体运行效能，以取得最佳医疗效率和医疗效果。

第三，坚持医疗质量改善与患者安全保障并重。医疗质量与患者安全是医院管理中最重要、最核心的工作。金华市中心医院在进行医保支付改革的同时，一切工作围绕医疗质量和患者安全来进行，努力提高医疗质量安全管理的科学化和精细化水平，抓住了主要矛盾，取得成功是必然的。

**董恩宏**

上海交通大学健康长三角研究院　双聘研究员

上海健康医学院健康管理系　副教授

# 区域协同篇

# 协作联动：上海市嘉定区"嘉昆太" 医疗监管一体化机制探索

## 一、背景与动因

推动长三角一体化发展是党中央确立的重大战略部署，也是长三角各地提升自身核心竞争力、实现高质量发展的使命所在。嘉定区地处上海西北，是上海的西门门户，西与江苏省昆山市毗连；北依浏河，与江苏省太仓市为邻，总面积达463.16平方公里，下辖三街道七镇一新区一市级工业区，有医疗机构418家，规模以上企业7 000家，全区常住人口为159.6万人。太仓总面积为810平方公里，常住人口为72.12万人，下辖一街道六镇两新区（新城）一开发区，有医疗机构291家，拥有科技型企业1 294家。昆山总面积达936平方公里，常住人口约为250万人，有医疗机构635家，规模以上企业8 400家。

2018年5月，嘉定区与江苏省苏州市签订战略合作框架协议，共同构建"嘉昆太协同创新核心圈"。其中，健康服务业联动发展是"嘉昆太协同创新核心圈"建设的重要内容。为把健康服务业联动创新发展做实、做细，进一步构建推进长三角地区优质医疗资源共享，提升三地医疗服务监管水平，加强三地在防范和打击无证行医方面的协作力度，根据《三地医疗卫生合作协议》的精神，三方决定就防范和打击无证行医工作建立联席工作机制。

## 二、举措与机制

一是建立联席会议制度。三方本着互融互动、互联互通、互补互进、互惠互助的原则，成立嘉昆太防范和打击无证行医联席会议领导小组，由各地卫生健康主管部门的分管领导组成，领导小组下设办公室，设立联络员，负责协调具体合作事宜。

二是建立咨询顾问机制。邀请上海市卫生计生委综合监督处、上海市卫生计生委监督所、苏州市卫生计生委综合监督处、苏州市卫生监督所相关领导为咨询顾问，为三地开展医疗服务综合监管和协作发展提供政策咨询和业务指导。

三是建立防范和打击无证行医联动机制。建立三地打击非法医疗专项行动联动机制，共同防范和打击无证行医、非法代孕、医托、非法采供血等行为。加强区域联合宣传，组织业务交流活动，开展联合办案。密切三地基层卫生监督机构的相互联系，开展跨界联合执法。

四是建立重大案件会商督办制度。建立三方重大案件会商督办工作制度，制订工作预案，明确启动要求，构建共享专家库。

五是建立信息通报制度。定期开展信息互联互通，每月将辖区内无证行医行政处罚、受到两次以上行政处罚人员、因无证行医入刑的人员名单等情况进行通报。

六是建立卫生计生监督联合培训机制。开展三地卫生监督人员联合培训，利用三地各自的优势组织轮训，争取实现卫生监督员执法能力、执法装备、执法理念的全面提升，推进卫生监督协管队伍能力建设。培训工作从打击无证行医工作开始，逐步向其他各个卫生监督领域拓展。

### 三、创新与成效

一是无证行医风险点数量得到有效控制。通过加强对无证行医的治理，无证行医风险点正在逐年减少，从2018年初的39个下降到2020年初的29个，减少了25.6%。

二是区域联合执法，提升了监管实效。建立联动机制，形成跨省联合打击。2018年，嘉定区协助昆山市卫健委成功捣毁位于昆山花桥地区的一个分工明确、单线交易、场所隐蔽的非法取卵场所；2019年，双方共同查处一起跨界无证行医案件；2021年，双方共同查处一起跨界非法组织代孕案件。通过人员交流、互学互助，充分发挥专家的作用，形成区域辐射，提升三地卫生监督实效。

三是实现了卫生监督管理和联勤网格化的有效对接。在对无证行医案件查处的过程中，联勤应急处置工作实现了常态处置机制。排查过程中或日常检查中发现无证行医线索，各部门立即启动联合应急处理机制，联勤网格化管理网络配合到位，真正实现了无缝衔接，实现了打击无证行医工作向社会村居管理职能的有效延伸。

四是进一步完善了打击无证行医工作机制。通过区域业务交流、联合办案、查处信息通报，实现了群防群打，有效遏制了违法活动的滋生，对无证行医人员起到了较大的震慑作用。三年来，嘉定区共查处非法行医132户次，立案行政处罚84户次，没收器械744件，没收药品111箱，罚没款金额达248.243万元。① 建立轮值机制。三地卫生计生委每年轮流承担领导小组办公室工作，由轮值地牵头制订年度工作计划，召开嘉昆太年度工作会议，主办三地各项交流活动。② 建立沟通渠道。在领导小组办公室的牵头下，通过机制建设，为三地共同开展防范和打击无证行医、非法代孕、医托等行为，为开展医疗服务监管等业务工作构建畅通的对接渠道。③ 搭建交流平台。在领导小组办公室的牵头下，搭建持续良好的交流平台，为三地加强交流、互通有无、融合发展创造条件。

**案例一：跨省联动　成功查办一"非法取卵"大案**

2018年3月初，嘉定区卫生计生委监督所接到市卫生监督所交办的有关徐汇区卫计委"关于涉嫌非法买卖卵子事件"的调查任务。在市卫生计生委监督所的统筹协调和业务指导下，成立以上海市卫生计生委监督所和嘉定区、虹口区、长宁区卫计委监督所组成的联合调查小组，共同开展调查工作。

根据受害者的回忆和指认，通过实地走访和公安协助查看路面监控系统，将负责捐卵人（受害人）转运的人员、车辆及行车轨迹排查清楚，并对其身份进行确认，最终将案发地址锁定在昆山市花桥地区。随后，嘉定区卫生计生委监督所联系昆山卫监成立联合办案工作组，多次召开案件推进工作讨论会。经过昆山方面将近半年的层层排查，终于锁定昆山花桥某大楼六层为非法取卵场所。

2018年8月8日，昆山市卫监部门、昆山市公安局等部门实施联合取缔行动，违法现场实验室规模庞大，仪器设备齐全，电子显微镜、恒温培养箱、医用氧气罐、液氮冷藏罐、诊疗床、病房、检验设备应有尽有，涉案人员被当地警方控制，相关设施设备当场被查封，案件涉嫌违法行为人员由昆山市卫监部门联合公安部门处理。

**案例二：上海以芹中医门诊部案件**

2019年10月18日、2019年10月20日接市民举报，市民杨女士及戴女士反映无资质医师徐以芹在2014年至2016年之间，在其位于苏州相城区和昆山的店内多次为其进行疤痕修复治疗、打瘦脸针、埋线等医疗执业诊疗活动。2018年11月22日，徐以芹在嘉定区云屏路1515弄15号"以芹中医门诊部"为戴女士做疤痕祛除（局部麻醉后，用手术刀将疤痕刮除后进行修复）、注射玻尿酸等西医手术，怀疑违规。

2019年10月25日，在相关部门对上海以芹中医门诊部进行监督检查时，徐以芹正在二楼康复医学科内为一名男性患者进行拔罐治疗。经查，上海以芹中医门诊部使用非执业医师、非执业助理医师徐以芹独立为患者夏某某开展拔罐治疗、为患者朱某某开展疤痕修复项目治疗。对上海以芹中医门诊部使用非卫生技术人员从事医疗卫生技术工作的违法行为罚款人民币贰仟元整，并予以不良记分6分；对徐以芹个人非医师行医的违法行为罚款人民币贰万元整。

在立案的同时，嘉定区卫生计生委监督所将案件情况及时通报给了昆山市卫生监督所。昆山市卫生监督所于2019年12月17日赴嘉定与马陆镇分所就调查过程中发现的徐以芹在昆山市从事非法行医的事实情况和已掌握的证据材料进行共享,并在嘉定区卫生计生委监督所监督员的陪同下,前往上海以芹中医门诊现场对徐某某开展调查询问,进一步掌握案件事实情况。

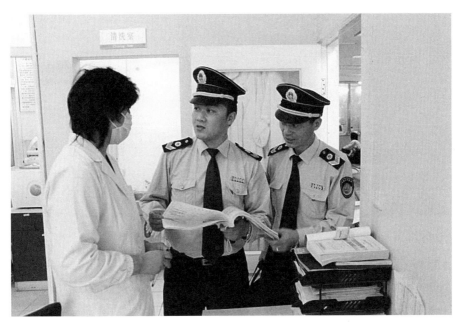

图1　医警合作

## 四、启示与展望

在上海市将打击非法行医工作纳入区域平安建设,落实属地责任,发挥社会综合治理作用之际,嘉昆太建立三地联合机制后,在开展联合调查取证、案件跨省移送等方面实现经验交流,取长补短,对今后打击无证行医、非法行医起到了积极作用。建立联合打击非法行医工作机制,适应当前"打非"工作形势需要,在三地联动中要建立联防联控、信息互通、联动协查、预警通报等工作机制,实现区域联动的工作成效。

就三地各自辖区内打击非法行医工作面临的困难和医疗服务市场

监管的难度，建立"嘉昆太防范和打击非法行医协作工作机制"的组织构架、组织名称、组成人员以及合作内容、形式、制度和工作对接、资源共享、学术交流、队伍建设，对未来提高区域医疗卫生监督管理工作能力和水平有着积极的推进作用。今后工作的重点是在嘉昆太三地建立联动工作机制，从打击无证行医再逐渐辐射到整个医疗综合监管，以解决重点领域、重点监管问题；充分发挥三地医疗质控专家的作用，开展人员交流，提升监管能力，进一步推动工作制度创新、工作机制创新、工作内容延伸。嘉昆太三地将通过定期召开联席会议，开展三地区域合作和工作交流学习，共同构建嘉昆太地区健康医疗服务的安全大网。

（报送单位：上海市嘉定区卫健委）

**专家评析**

长三角一体化发展是习近平总书记谋划、部署、推动的重大战略，事关全国发展大局。进入新发展阶段，长三角肩负习近平总书记寄予的深切厚望，肩负党中央、国务院赋予的重大使命。本案例围绕落实这一重大战略决策，为把健康服务业联动创新发展做实、做细，构建了嘉昆太医疗监管三地协作机制，对于推动"嘉昆太协同创新核心圈"建设，推动长三角更高质量一体化发展，具有重要的创新意义和实践价值。

该案例在实践中创新建立了嘉昆太防范和打击无证行医联席会议制度、医疗服务综合监管和协作发展咨询顾问机制、防范和打击无证行医联动机制、重大案件会商督办制度、信息通报制度、卫生计生监督联合培训机制。

三地协作机制自实施以来，取得了明显的工作成效。如区域联合执法,提升了监管实效,实现了卫生监督管理和联勤网格化的有效对接,进一步完善了打击无证行医工作的机制。嘉昆太医疗监管三地协作机制具有较好的现实意义和政治意义。建议在医疗监管信息一体化以及协作机制系统化、可持续发展等方面进一步完善,打造医疗卫生领域的长三角一体化示范区,在不断完善中推动一体化取得更高质量发展。

**钱东福**

上海交通大学健康长三角研究院　双聘研究员

南京医科大学医政学院　院长、教授、博士生导师

# 平战结合：上海市金山区"金—嘉—平"跨区域传染病联防联控

## 一、背景与动因

进入21世纪以来，各类传染病事件席卷全球，人们逐渐意识到公共卫生问题的影响远不止健康这单一领域，更包括经济、政治、社会、心理等诸多方面。

### （一）跨区域传染病联防联控的重要性

目前，根据《突发公共卫生事件应急条例》，我国公共卫生应急管理遵循的基本原则之一是属地化管理，目的在于明确第一责任人，做出快速响应，履行强制性职责。传染病疫情一旦发生，其波及范围很有可能超出固定的行政区域，并不受行政区划、地理区划等刚性分割的影响。而一旦发生跨区域传染病疫情，单个行政区的力量将难以达到妥善应对的预期效果。况且，随着国家现代化发展的进一步深入，跨区域的经济社会交往不断增多、人口流动性增强，导致传染病疫情跨区暴发等特征越发凸显，这给传染病疫情应急管理提出的挑战越来越大。

2017年，浙江省在嘉兴市设立浙江省全面接轨上海示范区。2018年，习近平总书记在首届中国国际进口博览会开幕式上宣布"支持长江三角洲区域一体化发展并上升为国家战略"。未来，长三角地区经济、社会交往必将更加密切，跨区域传染病联防联控问题也将越来越重要。

### （二）跨区域传染病联防联控的困境

跨区域传染病联防联控不同于单个行政划内的管理，存在着许多局限性,制约了跨区域公共卫生应急管理的进一步发展。

1. 体制不完善,信息交流不充分

在已有的省市级别和区县级别的跨区域传染病联防联控中,已签订的工作协议和备忘录多为原则性的规定,因为未对具体操作流程形成统一的管理机制,导致其在实际操作过程中运行并不流畅。在信息管理上,过分依赖内部收集处理的信息,缺乏外部信息来源。在跨区域传染病联防联控的实际工作过程中,则在三方的一致行动、共同协作等方面面临较大的阻碍和难题。

2. 联动机制低效

基于属地化管理的基本原则,目前的传染病疫情防治工作主要由同行政区域的政府、疾控中心、社区卫生服务中心承担,跨区域的横向合作严重不足。一旦发生跨区域传染病疫情,各区县相关部门应急联动的敏感性差,联合响应速度慢,资源共享度低。因为各区县之间缺乏区域综合协调组织,所以在联合处置传染病疫情时,会出现配合不默契或互相推脱而导致防控不到位的现象。

3. 重应急、轻预防

在跨区域传染病联防联控中,公共卫生合作仍是初步的、临时的、应急的,各区县往往忙于对传染病疫情的应急管理而非日常预防与管理。事实上,成熟的跨区域公共卫生管理应包括预防、准备、应对和恢复四个阶段。

鉴于以上不足,为满足长三角跨区域传染病联防联控合作的需求,金山区疾病预防控制中心根据“机制高效、合作全面、互相协调、功能整合”的原则,在传染病防控方面开展区域合作,旨在提高跨区域抗风险性和应对跨区域公共卫生事件的能力,以保证“平”“战”不同状态下传染病疫情的应急响应,为政府提供科学、全面的公共卫生策略及技术支撑。

## 二、举措与机制

### （一）制度先行，建立跨区域传染病联防联控管理机制

金山、嘉善、平湖三地疾病预防控制中心为了更有效地应对各类突发公共卫生事件的发生，不断加强沟通交流，于2010年建立了三地传染病联防联控机制。2017年12月18日，在第六次急性传染病联防联控会议上，三地正式签订以"合作共赢、共同发展、平等互利、优势互补"为原则的《金山、平湖、嘉善三地传染病联防联控合作协议》，不断加强传染病信息共享和交流学习，巩固三地突发公共卫生事件的调查处置合作。该协议明确，在传染病相关信息共享方面，加强传染病日常监测信息共享，定期交流辖区传染病疫情、风险评估等监测信息；加强突发疫情信息共享，及时通报疫情信息，做到信息共享、处置联动；当发生重大传染病疫情、群体性不明原因疾病等事件波及协议两方时，双方应积极配合，做好联防联控，有效控制疫情或事件的扩散。

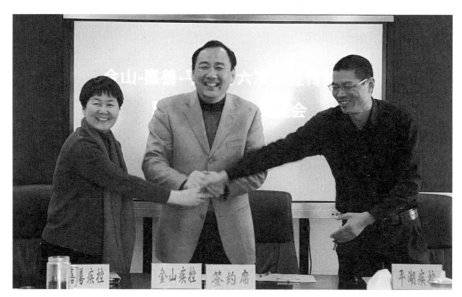

图1　2017年12月18日，金山—嘉善—平湖三地签约传染病联防联控合作协议

### （二）强化实践，在演练和活动中提升应急队伍综合实战能力

2018年9月，为进一步做好首届中国国际进口博览会期间的公共卫生安全保障，进一步加强"金嘉平"三地卫生战略合作，引领区域联动，强化区域协同作战，为可能出现的跨区域传染病联合应急处置提供现场演练机会，浙江省嘉善县、平湖市和上海市金山区、长宁区、杨浦区五地疾病预防控制中心共同组织开展传染病联防联控应急演练。三地通过联合演练、技能教学，进一步提升传染病联防联控应急处置队员的野外施救、自救、生存能力，强化其传染病现场应急处置能力和沟通协调能力。此次联合演练是在长三角一体化进程中探索区域联动的一个缩影，着力形成优势互补、各具特色、共建共享的传染病联防联控格局。

2019年10月，长三角一体化传染病联防联控应急演练在浙江嘉善举行。浙江嘉善县、平湖市，上海金山区、青浦区及江苏吴江区疾病预防控制中心的相关人员参加了本次演练，通过演练进一步提高了相应区域人员自然灾害发生后突发传染病疫情应急处置和跨区域联防联控能力。

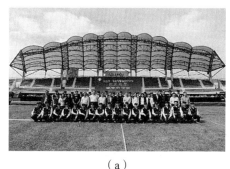 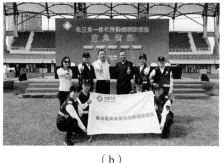

（a）　　　　　　　　　　　　（b）

图2　长三角一体化传染病联防联控应急演练（2019年10月）

为贯彻落实金嘉平卫生战略合作框架协议，推进金山—嘉善传染病联防联控工作，更好地为公众提供安全、高效、优质的预防接种服务，借"全国儿童预防接种日"宣传活动契机，金山区卫生健康委员会和嘉

善县卫生健康局于2019年4月22日在枫泾镇联合举办"金山—嘉善免疫规划知识技能比武大赛"。通过此次活动，两地进一步强化公共卫生毗邻协作，深化更广领域、更多内容方面的交流与合作。

通过联合演练和联合活动，各地互相交流了经验，提升了应急处置能力，为今后进一步推进长三角区域公共卫生一体化，深化区域间急性传染病防控领域的交流与合作打下了坚实的基础。

（三）扩大内涵，多方面经验分享和交流学习

金山、嘉善、平湖三地切实结合各自的区位优势、人才优势、技术优势定期进行传染病防治、卫生应急、实验室检测等方面的交流学习，不断开展传染病防治理论与实务等方面的科研合作，为加强疾病预防控制工作打好坚实基础。

金山区疾病预防控制中心自2014年立项并举办国家级继续教育项目以来，嘉善、平湖疾控中心每年均派业务人员参与学习或分享经验。2017年，金山区疾病预防控制中心举办国家级继续教育项目——感染

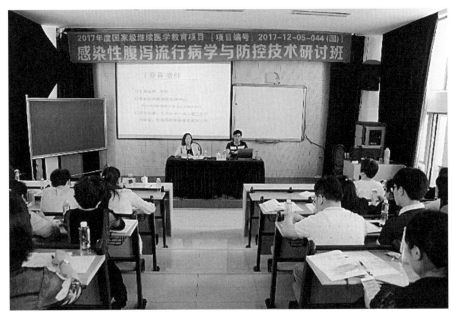

图3　金山区疾控中心举办2017年度国家级继续教育项目

性腹泻流行病学与防控技术研讨班,邀请嘉善县疾控中心相关人员前来授课,题目为"一起敬老院戊肝暴发疫情的调查处置";2018年,金山区疾病预防控制中心举办上海市级继续教育项目——计划免疫后麻疹流行特征变迁趋势及其预防策略培训班,邀请了平湖市疾控中心相关人员前来授课,题目为"浙江省首起D8基因引起的麻疹暴发疫情调查"。

2018年6月,嘉兴市接轨上海公共卫生发展论坛首次会议暨卫生应急联防联控会议在嘉善举行,此次会议邀请了中国疾控中心、上海市疾控中心以及上海市闵行区、普陀区、青浦区、金山区等疾控中心相关专家和其他工作人员,金山区疾控中心代表在会上做了卫生应急工作的交流发言。

### 三、创新与成效

#### (一) 创新

一是推进深度合作。此案例从管理层面、制度方面、人员方面、技术方面、学术方面开展深度合作,不断开展传染病理论与实务方面的研讨和科研合作,为加强疾病预防控制工作打好坚实基础,以此推进跨区域传染病联防联控应急管理工作的全面开展。自新冠肺炎疫情发生以来,对于跨区域病例,长三角三省一市疾控部门能够在第一时间互通信息,联合研判疫情传播链条,会商协调防控一致性措施,从而迅速有效地处置跨区域疫情。

二是实行全过程性合作。不仅仅关注跨区域传染病疫情发生后三方的合作和交流,更从日常管理做起,抓好组织管理和队伍基础建设,在跨区域传染病疫情发生前、发生中、发生后三个时间段均开展有效合作和联合建设。

三是执行可操作性合作。相比以往多是原则性、政策性的合作,此案例将合作的细节具体化、流程规范化,如举办"金山—嘉善免疫规划知识技能比武大赛",进一步强化两地公共卫生毗邻协作,通过联合演练和联合活动,各地相关人员互相交流了经验、提升了应急处置能力。
未来在具体情况的实施和应对过程中更有可操作性。

（二）成效

一是合作机制成效。通过跨区域传染病联防联控机制,建立起主
体多元、机制完备、制度完善的合作机制,可以全面有效地监控和分析
各类传染病隐患和危机,有序应对跨区域公共卫生事件,为区域公共卫
生合作营造安全、健康的环境,为长三角一体化发展中的其他跨区域合
作提供经验,共同推动长三角区域合作的蓬勃发展。

二是人才机制成效。通过跨区域传染病联防联控机制,建立起跨
区域应急队伍,全面提高队伍的联合作战能力,为未来推广联合作战经
验奠定基础。

三是经验积累成效。通过跨区域传染病联防联控机制,不断总结
区域合作的经验,形成工作报告和专项评估报告,为区域公共卫生应急
合作提供借鉴,为卫生行政部门及政府制定公共卫生应急策略提供依
据和技术支撑。

## 四、启示与展望

### （一）对于解决相关卫生健康治理问题的启示

多方面着力建设跨区域传染病联防联控管理体系,通过建立流畅
的三方合作运行机制,进一步明确三方联合管理模式和工作机制;探索
制定跨区域传染病联防联控技术规范和标准,提高三方技术水平,提高
信息沟通效率,扩大跨区域传染病联防联控合作覆盖面,最终建立一个
成熟、高效的管理体系,能有效监控各类公共卫生威胁,提高跨区域的
抗风险能力。

### （二）存在问题和不足

一是技术标准不统一。各地的跨区域传染病应急管理技术规范和
标准不统一,这对协调各地行动和规范流程有一定的影响。

二是合作部门和机构较单一。当前的合作部门和机构均是公共卫生专业机构,除此之外的其他相关机构,其应急联动的敏感性差,在实行跨区域传染病联防联控时,容易因为配合不默契或互相推脱而导致防控不到位。

三是合作覆盖面有局限性。现有的跨区域合作主要集中于传染病联防联控层面,较少关注到食品安全和职业中毒等其他方面。

（三）未来发展方向

为满足金—嘉—平公共卫生应急管理合作的需求,形成长三角一体化格局中跨区县传染病联防联控路径,有必要建立机制完备、制度完善、运行高效、全面覆盖的管理体系。

一是要进一步完善跨区域传染病联防联控的体系构成。区域应急管理水平的提高,首先依赖于体制的健全,建立跨区域传染病联防联控运行机制,制定细致的管理制度和应急事件管理规范,涵盖传染病应急管理全流程。

二是要提高跨区域传染病联防联控管理技术水平。制订跨区域公共卫生应急预案,包括传染病、食品安全和职业中毒等方面。

三是要提高跨区域传染病联防联控应急管理核心能力。在装备储备规范、技术规范等方面,在符合上级部门的要求下,制定符合实际且三方均可行的标准和规范。同时,通过针对性的培训演练和人员轮转实习等方式加强沟通和经验交流,扩大学术交流范围。

（报送单位:上海市金山区疾病预防控制中心）

**专家评析**

随着长三角区域一体化发展上升为国家战略,地区公共安全的重要性越来越凸显。在新形势下,长三角地区公共安全具有高度复杂性、广泛跨界性、深度系统性等特征。

首先，上海金山区疾病预防控制中心通过分析现有传染病联防联控的困境：体制不完善，信息交流不充分，联动机制低效，重应急、轻预防。通过分析不足之处的成因，从制度建设、实践能力、交流学习等方面来驱动建设"金—嘉—平"传染病联防联控战略合作。

其次，为保证"平""战"状态下传染病疫情的应急响应，通过"金—嘉—平"传染病联防联控战略合作，搭建"风险—应急—危机"完整性的治理框架，构建以制度、实践、内涵为核心的长三角地区传染病联防联控治理体系，做到源头风险治理、事发应急处理、事后危机化解的动态治理，也为政府制定科学、全面的公共卫生应急策略提供技术支撑。

最后，通过对"金—嘉—平"传染病联防联控战略合作成效与不足的分析，从而改进治理措施，对即将发生的情况做好应对准备，及时做好善后和恢复工作。

由此，"金—嘉—平"传染病区域安全治理机制的构建，对于推进长三角区域一体化公共安全治理起到了重要的保障作用，实现从"分散管理"到"整体联动"，从而达到传染风险精准预测和控制的目的，也期望能为推动长三角地区公共安全现代化治理带来启示。

**张徐婧**

上海交通大学健康长三角研究院　双聘研究员
上海交通大学医学院附属瑞金医院

# 龙头引领：上海中医药大学长三角中医肝病协作联盟的运行成效

## 一、背景与动因

长三角区域一体化发展上升为国家战略后，党中央、国务院发布了《长江三角洲区域一体化发展规划纲要》，为区域协同发展注入新动能。长三角地区居于长江经济带核心区域，地方经济发达，科技水平高，人员素质高，对长江上中游乃至全国的发展都有带动作用。长三角一体化发展要紧扣"一体化"和"高质量"两个关键点，深入推进重点领域一体化建设，建设现代化经济体系，提升产业链水平。长三角地区的人民群众对行政审批、交通出行、教育、医疗卫生等与民生密切相关的公共服务的一体化尤为关注，需求也更为迫切。因交通、教育、医疗等民生事业与广大百姓的生活息息相关，成为长三角一体化进程中人民群众最能感受到实惠的阶段性成果。

长三角地区作为我国经济最发达的地区之一，区域内人员间的往来极为密切，人才流动频繁，患者的工作地点和户籍所在地分离的情况较多，异地就医的需求也必然会增加。为了进一步促进地区一体化发展，目前长三角区域已实现了医保住院病人的跨省联网结算和医保门诊费用直接结算，惠及更多老百姓。但从长远利益看，如何在长三角区域内为老百姓提供同质化的、高品质的医疗服务，减少患者的跨省求医需求，是推动长三角区域医疗一体化的建设目标。而上海作为全国医疗水平的高地，通过建立医联体、专病专科联盟、专家工作室，开设分院，在长三角地区实现医疗和健康管理一体化发展中发挥着重要的作用。

目前长三角一体化的建设重点主要在于：设立长三角区域医疗合

作办公室，负责制定规划和规章制度，协调并推动不同行政区域相关
部门的联动；探索长三角区域内医保政策的联动机制，建立统一的长
三角医疗器械目录和诊疗项目目录，让患者更公平地享有医疗资源，
增强异地就医患者的获得感；打破行政区域划分的壁垒，逐步使健康
信息能互联互通，在检验、影像、病理等专科联盟建设和质量同质化
的基础上，做到同级医院的互认，减少重复的检查，降低患者的医疗
费用。

　　在上海市著名中医王灵台教授的倡议下，参照国家中医药管理局
中医肝病重点专科协助组模式，2009年长三角区域自发建立了长三角
中医肝病协作组，组长单位挂靠上海中医药大学附属曙光医院肝病科，
与国家中医药管理局中医肝病协作组办公室合署办公，办公室主任由
上海中医药大学附属曙光医院高月求教授担任。2009—2018年，长三
角中医肝病协作组每年由苏、浙、沪轮流主办或与相关中医肝病学术组
织联合召开长三角中医肝病协作组学术交流会议，围绕中医肝病临床
诊疗难点和研究热点，邀请国内外知名专家开展学术交流，不断提升长
三角中医肝病的临床诊疗能力和研究水平。

　　为了贯彻落实《长江三角洲区域一体化发展规划纲要》和《"健康
上海2030"规划纲要》中的健康中国战略，推进健康上海行动，长三角
中医肝病协作组为了进一步整合上海的优势资源，将上海的医疗资源
辐射到长三角区域，带动长三角各下级医院的发展，推动落实分级诊疗
的政策，提升整个长三角地区的医疗服务水平，2019年经协作组成员共
同协商后，原协作组更名为长三角中医肝病协作联盟，上海中医药大学
附属曙光医院作为联盟组长单位，在原有的协作成员的参与下，还纳入
多家长三角区域的中医医院和西医医院、三级和二级医院，目前，联盟
单位共包括了长三角区域的30家医疗单位。在国家中医药管理局区域
中医（专科）诊疗中心、国家临床重点专科、国家中医药管理局中医肝
病重点专科的建设过程中，按照开放、合作、共享的原则，把组长单位的

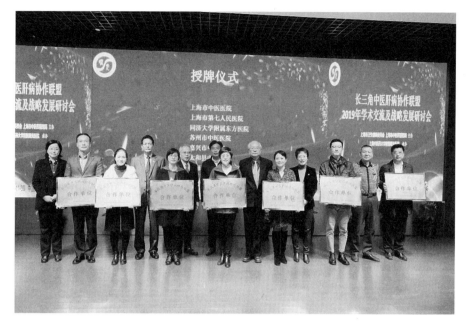

图1　长三角中医肝病协作联盟启动仪式

肝病特色中医药品牌融入长三角健康一体化建设之中,并充分发挥长三角地区中医肝病的诊疗优势,共同为长三角地区慢性肝病患者提供高效、安全、优质、全生命周期的中医药服务,并进一步探索建立目标一致、分工明确、功能互补、密切协作、运行有效的整合型中医肝病联盟建设体系。

## 二、举措与机制

### (一)促进中医肝病的诊疗模式一体化的建设

依托长三角健康信息互联互通建设进程,在各省、市卫生和健康委员会的支持下,上海中医药大学附属曙光医院联合成员单位逐步实现中医肝病临床诊疗信息互联,构建中医肝病优势病种(慢性乙型肝炎、肝纤维化/肝硬化、原发性肝癌、非酒精性脂肪性肝病)转诊和预约就诊信息平台,建立慢性肝病中医药服务的临床数据库,建立长三角中医肝病诊疗一体化模式,开展中医优势病种诊疗方案和临床路径规范化推广应用，初步实现临床化验和检查报告的互联互通互认，为长三角慢性肝病患者提供同质、规范、高效的中医药健康服务。根据各地区慢性肝病疾病谱的差异，建立不同病种重点攻关单位。

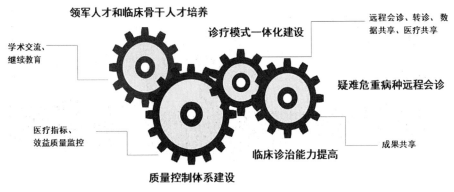

图2 长三角中医肝病协作联盟建设的主要内容

### （二）提升中医肝病优势病种的临床诊治能力

围绕中医药防治慢性肝病（慢性乙型肝炎、肝纤维化、大结节性肝硬化、非酒精性脂肪肝）的优势作用环节，开展规范化的多中心临床研究，系统评价中医药治疗慢性肝病在临床治愈、逆转肝纤维化和降低肝癌发病率等方面的临床疗效和安全性评价。通过系统回顾药物性肝损伤患者，通过对真实世界的研究，探索中医药干预乙型肝炎肝硬化长期临床结局，从而切实提升中医肝病优势病种临床诊疗能力和研究水平。

1.中西医结合治疗慢性乙型肝炎的临床疗效评价研究

针对慢性乙型肝炎患者HBsAg和HBeAg血清学转换率低的临床治疗难点，拟纳入363例HBeAg阳性慢性乙型肝炎患者和620例HBeAg阴性慢性乙型肝炎患者，开展随机双盲、安慰剂对照的中西医结合方案优化临床研究，随机分为治疗组和对照组。以恩替卡韦为基础治疗，治疗组给予灵猫方（HBeAg阳性患者）或补肾健脾方（HBeAg阴性患者），对照组给予相应中药安慰剂，分别治疗52周和120周，分别以HBeAg、HBsAg转阴率和下降率作为主要疗效指标，肝硬化和原发性肝癌发病率、肝组织学应答率等作为次要疗效指标,血尿常规、肾功能和心电图等作为安全性指标,评价该中西医结合方案的临床疗效和安全性。

2. 中西医结合治疗慢性乙型肝炎肝纤维化临床疗效评价研究

针对慢性乙型肝炎肝纤维化患者组织学应答与疗程相关性,难以逆转或延缓进程,以评价柔肝活血方治疗慢性乙型肝炎肝纤维化的安全性和有效性为研究目的,采用随机对照双盲前瞻性研究的试验设计,共纳入312例慢性乙型肝炎肝纤维化患者,随机分为柔肝活血方颗粒+恩替卡韦组、柔肝活血方安慰剂颗粒+恩替卡韦组。以恩替卡韦治疗为基础治疗,治疗组给予柔肝活血方,对照组给予安慰剂,治疗48周。以有创性指标(肝脏病理纤维化Ishak评分和北京标准)和无创性指标(肝脏硬度值即Stiffness值和脂肪变性程度即CAP值)为主要疗效指标,以肝肾功能、病毒学应答、血清学应答、AFP、中医证候疗效为次要疗程指标,系统评价该中西医结合治疗肝纤维化的临床疗效和安全性。

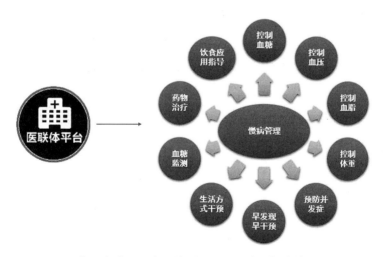

图3　长三角中医肝病协作联盟诊疗一体化慢病管理环节

3. 中医药防治大结节性肝硬化(原发性肝癌癌前病变)临床疗效评价研究

针对大结节性肝硬化是原发性肝癌的癌前病变,以评价补肾健脾消积方和鳖甲煎丸治疗大结节性肝硬化的安全性和有效性，以形成疗效明确、可供推广应用的中西医结合方案为研究目的，采用随机对照双盲前瞻性研究的试验设计，共纳入240例大结节性肝硬化患者，随机分为补肾健脾消积方颗粒＋恩替卡韦组、补肾健脾消积方安慰剂颗粒＋恩替卡韦组、鳖甲剪丸＋恩替卡韦组、鳖甲剪丸安慰剂＋恩替卡韦组。以恩替卡韦治疗为基础治疗，治疗组给予补肾健脾消积方或鳖甲煎丸，对照组给予补肾健脾消积方安慰剂或鳖甲煎丸安慰剂，治疗96周。以HCC发生率、重症肝炎发生率、重症肝炎病死率、上消化道出血发生率、肝性脑病发生率、肝肾综合征发生率为主要疗效指标，以CTP评分、MELD评分、APRI评分、FIB4指数、生化学应答、病毒学应答、AFP、影像学、组织学应答、生存质量量表和中医证候量表为次要疗程指标，系统评价该中西医结合治疗慢性乙肝肝硬化的临床疗效。

4. 中医特色疗法治疗非酒精性脂肪肝临床疗效评价研究

针对非酒精性脂肪肝日益增长的发病率而无有效的治疗药物的现状，以评价穴位埋线治疗大结节性肝硬化的安全性和有效性，以形成疗效明确、可供推广应用的中西医结合方案为研究目的，采用随机对照前瞻性研究的试验设计，共收治388例非酒精性脂肪性肝病患者，随机分为穴位埋线组和穴位假埋线组。以饮食运动干预治疗为基础治疗，治疗组给予穴位埋线，对照组给予穴位假埋线，治疗12周，随访12周。以MRI肝脏脂肪含量为主要疗效指标，以CAP值、血脂、肝功能、HOMS-IR、BMI、中医证候量表积分、身体成分分析为次要疗程指标，系统评价该中西医结合方案治疗非酒精性脂肪肝病的临床疗效。

5. 建立全国中药药物性肝损伤临床数据库，系统阐述药物性肝损伤的特点

依托上海赤诚医疗科技有限公司已建立的上海曙光医院肝病研究管理系统，在全国30余家省级中医医院和长三角联盟单位收集药物性肝损伤患者，规范化采集患者疾病史、用药史，分析患者基础疾病病史、

治疗史、中药用药史(含何首乌等已有报道常致肝损伤药物)和其他用药史(含西药、中成药)的资料,系统分析中药导致药物性肝损伤的比例、中药品种、导致药物性肝损伤发病的相关因素(患者的年龄、性别、基础疾病、遗传易感性问题、合并用药问题、药物炮制方法问题、药物质量问题、药物使用剂量和疗程问题、是否辨证用药问题)、中药导致DILI的临床特征(病程的长短、类型、病情的轻重和转归)等问题。

6. 通过真实世界研究,探索中医药干预乙型肝炎肝硬化长期临床结局

依托上海赤诚医疗科技有限公司已建立的上海曙光医院肝病研究管理系统,在全国30余家省级中医医院和长三角联盟单位,开展一项中药干预乙型肝炎肝硬化的全国多中心、前瞻性、观察性真实世界研究,规范化采集患者疾病史、乙肝治疗史、治疗前和治疗5～10年时的相关临床检查,以及临床结局,以5～10年内肝硬化并发症、原发性肝癌的发生率作为主要疗效指标,系统评价中药对乙型肝炎肝硬化患者的临床疗效。

**(三) 建立中医肝病疑难危重病种远程会诊制度**

针对慢性肝病临床治疗难点、急危重症等临床突出问题,进一步优化和整合长三角中医肝病优质资源,依托白玉兰远程医学教育系统等平台,建立中医肝病疑难危重病种远程会诊中心。

1. 中医肝病疑难病种专家决策系统

围绕原发性胆汁性胆管炎诊断和治疗、原发性肝癌早期筛查和诊疗、药物性肝病精准诊断、肝脏免疫和靶向治疗等临床治疗的难点和热点问题,建立长三角中医肝病疑难病种专家咨询委员会,聘请院士和国医大师作为顾问,由省级名中医领衔,定期召开长三角范围的疑难病例讨论和专家咨询,逐步提高中医药防治疑难肝病的水平。

2. 中医药防治急危重症肝病临床诊疗远程会诊中心

针对临床常见的急危重症肝病,如慢加急性肝衰竭、肝性脑病、上

消化道出血、难治性腹水、肝癌门脉癌栓等，建立长三角中医药防治急危重症肝病专家咨询委员会，发挥中西医结合的临床优势，依托白玉兰远程医学教育系统等平台，形成快速、高效、实用的中医药防治急危重症肝病临床诊疗远程会诊系统，提高中医药防治急危重症肝病的参与度和救治成功率。

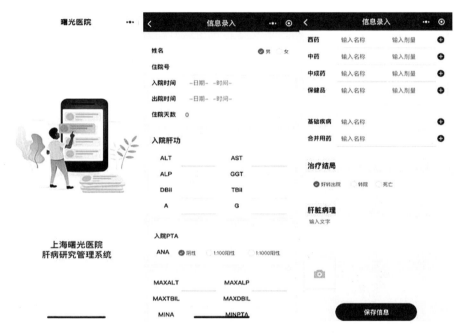

图4　长三角中医肝病协作联盟临床研究管理系统

## （四）培养中医肝病临床和科研的骨干人才

围绕国家中医医学中心建设目标，对标上海市创建亚洲医学中心城市建设的要求，整合长三角优质师资，建立中医肝病"精英式"领军人才培养体系和"个性化"骨干人才培养体系。

### 1. 各级名中医的学术引领

充分发挥国医大师、全国名中医、省级名中医的学术引领作用，建立紧密型跟师带教传承模式，继承和发扬中医药论治慢性肝病的各家学术思想和临床经验。依托"精英式"领军人才培养体系，不断创新中

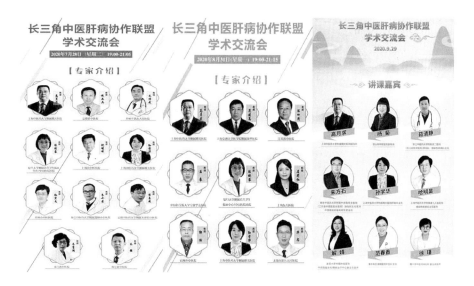

图5　长三角中医肝病协作联盟学术交流会议

医肝病经典理论和学术特色；依托"个性化"骨干人才培养体系，持续发扬和扩大中医药防治肝病的临床医师队伍。

2. 中西医互渐式游学模式

开设中医和西医论治慢性肝病学术论坛，建立中西医互渐式游学模式，中医临床医师进入现代综合医院参观学习和轮转培训，临床医师进入中医医院开展现代技术诊疗和中医文化培训，逐步促进中医肝病临床医师和西医临床肝病医师的交融发展，培养一支具备深厚中西医结合知识储备的临床医师队伍。

（五）建立中医肝病质量控制体系

依托长三角中医药质量控制一体化建设，增设中医肝病专业质控组，根据专科发展和学科特点，研制适用于长三角区域范围内的中医肝病质控标准体系，每年开展两次质量控制督查，持续优化长三角中医肝病的临床诊治质量。

（1）临床能力指标：如区域外患者比例、疑难危重病种比例、急危重症病种比例、中医药服务（饮片、技术）应用、现代医疗技术的开展、专科学科地位的发展、科研教学成果等。

（2）医疗效益指标：从病案首页数据系统抓取生成，疾病诊断相关分组（diagnosis related groups，DRGs）、三四级手术/操作、医疗成本和效益分析等。

### 三、创新与成效

#### （一）定期开展学术交流会

2009—2018年，长三角中医肝病协作组每年由苏、浙、沪轮流主办或与相关中医肝病学术组织联合召开长三角中医肝病协作组学术交流会议，围绕中医肝病临床诊疗难点和研究热点，邀请国内外知名学者、专家开展中医院论治慢性肝病的优势作用环节，不断提升长三角中医肝病的临床诊疗能力和研究水平。

#### （二）建立中医药防治慢性乙肝的中西医结合诊疗方案

上海中医药大学附属曙光医院肝病科承担的"十一五""十二五"传染病国家科技重大专项，上海交通大学医学院附属瑞金医院、第二军医大学附属长海医院、安徽中医学院第一附属医院等医院为参与单位参与研究，研究明确了轻度慢性乙型肝炎患者的中医病机特点和炎症分级特征，建立了中西医结合治疗方案，证实灵猫方（补肾健脾利湿方）能将HBeAg阴转率从12.6%提高到22.8%，补肾健脾利湿方能将HBsAg阴转率从1.29%提高到5.16%，改善患者的肝脏病理程度，由此形成的中西医结合方案在全国多家医院被推广运用。

以上研究团队共发表SCI论文6篇，Lancet摘要1篇，获得上海市科学技术进步奖二等奖1项和三等奖3项，获中华中医药学会科技二等奖和三等奖各1项，获教育部高等学校科学技术进步奖二等奖、华夏医学科技奖二等奖、上海中西医结合科学技术奖一等奖和三等奖各1项，获中华医学科技奖三等奖、上海药学科技奖（应用类）三等奖各1项，其中，补肾健脾方（中药方剂）作为重要科研成果获授权专利2项，申请专利4项。

上海交通大学医学院附属瑞金医院、安徽中医学院第一附属医院、铜陵市中医院等医院正在参与上海中医药大学附属曙光医院肝病科承担的肝纤维化、大结节性肝硬化等项目。目前该项目正在顺利进行中，正在募集临床试验对象。下一步，将在长三角中医肝病协作联盟单位中进一步增加合作单位。

### （三）形成长三角中医肝病协作联盟

1. 长三角中医肝病协作组扩大组建为长三角中医肝病协作联盟

为了进一步深化国家对长三角区域的发展规划，上海中医药大学附属曙光医院在上海市卫生健康委员会、上海中医药大学的统一部署下，进一步扩大"曙光肝病"品牌辐射的广度与深度，促进长三角区域肝病专业人员间的交流和合作。2019年11月30日，在原有的长三角中医肝病协作组的支持下，上海中医药大学附属曙光医院肝病科作为联盟组长单位承办了长三角中医肝病协作联盟暨2019年学术交流及战略发展研讨会，标志着长三角中医药高质量一体化发展的机制探索和平台建设进入落地建设阶段。该联盟有30家成员单位，包括长三角范围内的18家三级甲等中医医院、6家二级中医医院以及6家综合性医院，由上海中医药大学附属曙光医院牵头，邀请长三角地区许多中医、中西医结合防治肝病的专家和同道，就推进长三角地区中医肝病防治水平展开讨论和交流，明确了肩负的重任，分析了当今的形势，发挥各地的优势，保持中医肝病学术群体的优良传统，以过去为基础，以现在为出发点，为长三角乃至全国的肝病防治工作做出新的贡献。

该联盟将主要围绕中医肝病诊疗模式一体化建设、中医肝病优势病种临床能力提升、中医肝病疑难危重病种远程会诊、中医肝病临床领军和骨干人才培训、中医肝病质量控制体系建立和实施等五方面重点内容开展工作，探索建立一个目标一致、分工明确、功能互补、密切协作、运行有效的整合型中医肝病联盟建设体系。中医药在预防肝纤维化、调节免疫功能领域具有独特优势，如何总结经验，并就预防原发性肝癌、药物肝损伤、肝硬化等大众关切的热点问题，将率先围绕中医药预防肝癌、脂肪性肝病是否可以用中医药治疗、中药是否会导致药物性肝损等业内外关切度较高的话题展开协同临床治疗与科研攻关。通过在长三角区域形成更大的合力，以探究问题的真相，预计到2022年底，长三角地区中医药防治慢性肝病的临床能力和服务水平将持续加强，将造福长三角地区的广大慢性肝病患者，为"健康中国"做出应有的贡献。

本次研讨会由上海市中医药管理局主办，上海中医药大学附属曙光医院承办，邀请了江苏省中医药管理局、浙江省中医药管理局和安徽省中医药管理局代表参会，长三角区域的管理人员充分肯定了本次会议的意义，对联盟即将开展的各项工作也给予了肯定和支持；文汇报、新民晚报、上观新闻等媒体也对本次大会做了采访报道；各联盟单位也对联盟医院的科室给予大力支持。通过联盟兄弟单位间的互相学习，能取长补短，中西合璧，形成一套先进的治疗方法和管理经验，为提高长三角区域的中医药防治慢性肝病的临床能力和服务水平共同努力。

2. 逐步形成中西医结合的肝病联盟团队

曙光医院高月求教授承担了国家中医药管理局重大疑难疾病中西医临床协作试点项目，上海交通大学医学院附属瑞金医院为项目的协作单位，将充分发挥上海中医药大学附属曙光医院肝病科和上海交通大学医学院附属瑞金医院感染科的专科优势，探索中西医结合防治肝纤维化临床协作模式，形成疗效明确、可供推广应用的肝纤维化中西医结合诊疗方案。曙光医院肝病科成为瑞金感染专科医联体的一员，并依托该医联体，设立了肝纤维化专病研究团队，每周组织医生圈的多学科诊疗（multi-disciplinary team, MDT）会议和业务学习会议，每季度举办专科医联体学术研讨会，每月组织医联体成员的内部学习（依托白玉兰远程会议平台）。随着合作的深化，将进一步推动中医肝病联盟和西医肝病联盟间的交流，有利于促进中西医的有机结合。

（四）培养临床和科研的中医、中西医结合骨干人才

1. 定期至长三角区域医院进行讲学和义诊

曙光医院高月求教授被聘为浙江省中医肝病＆感染病专科协作组专家委员会顾问，定期赴浙江开展中医药防治慢性肝病的中医、中西医结合的临床、科研相关讲座；高月求教授作为嘉兴市中医院外聘专家，定期赴嘉兴市中医院坐诊和开展义诊活动，获得广大患者的一致欢迎。

2. 加强科室进修医师的培养和住院医师的规范化专科培训

曙光医院高月求教授作为导师积极培养长三角区域医院的青年骨干。如苏州市中医院的石俊医师和苏州市第五人民医院的顾赛红医师，依托苏州市卫生青年骨干人才"全国导师制"培训项目，师从高月求教授，开展为期1年的临床技术、科研水平、教学和管理能力培养，旨在提高长三角区域医院青年骨干的临科教研等方面的整体水平。

曙光医院肝病科承担了长三角区域进修医师和住院医师的进修和规范化培训工作，制定了入科宣教、业务学习、门诊病房带教和出科考核机制。2019年，共培养进修医师4名，每月带教住院医师10余名。

3. 定期召开全国性的学术交流会议

曙光医院作为国家中医药管理局中医肝病重点专科协作组组长单位、国家中医药管理局全国中医药防治传染病临床基地、国家中医药管理局自身免疫性肝病中医药防治中心，每年5月定期举办肝病年会，邀请国内知名中医、民族医药专家与会讲座。自2020年6月起，依托互联网，联盟每月定期开展"长三角中医肝病协作联盟学术交流会"，每期会议分为主题讲座和病例分享两大板块。

## 四、启示与展望

从2009年成立的长三角中医肝病协作组，到2019年更名为长三角

中医肝病协作联盟，该联盟一直致力于长三角区域医院间的诊疗模式建设、临床诊治能力提高、人才培养和质量控制等方面的工作，通过远程会诊、慢病管理、转诊、临床方案和路径共享及推广的一体化工作，促进了诊疗模式的一体化；通过长期的慢性肝病的临床研究，提升优势病种的临床诊治能力；通过带教、讲课等形式，为长三角区域医院培养临床和科研骨干人才；通过制定临床能力指标、基地建设指标、医疗效益指标等方式，调整区域患者构成比、疑难病例占比、中医药饮品和技术应用率，借助科研和教学成果分享，建立中医肝病质量控制体系，为长三角区域的一体化做出了应有的贡献。

为了进一步整合上海的优势资源，将上海的医疗资源辐射到长三角区域，带动长三角各下级医院的发展，推动落实分级诊疗的政策，提升整个长三角地区的医疗服务水平，我们将致力于形成体系完整、分工明确、功能互补、密切协作的长三角中医肝病联盟，促进区域诊疗方案和路径的一体化、区域诊疗数据管理一体化、区域诊疗质量管理一体化、区域科研成果管理的一体化。

联盟现阶段的工作中也存在以下问题，需要得到进一步的改进。

（1）长三角中医肝病协作联盟因开展真实事件的临床研究和RCT研究，拟建立临床科研数据库，以便联盟单位能共享相关数据，但联盟医院的信息系统是相对独立的，存在数据对接困难。期望在保证医院信息安全的前提下，依靠各省、市卫生和健康委员会协商建立长三角区域医院间信息互联互通的机制。

（2）临床上存在的、民众关心的普遍问题，需要各联盟单位共同商讨后，制订一套可行的临床诊疗和研究方案，在经费充足的情况下，在联盟单位间同步开展，共同优化诊疗方案，以便能形成可供推广运用的临床诊疗方案和路径，促进长三角区域中医诊疗的一体化发展。

（报送单位：上海中医药大学附属曙光医院）

# 专家评析

当前，长三角一体化已进入全面提速和实质性进展新阶段，推动长三角中医肝病协作联盟的发展，既是长三角中医肝病研究一体化发展的必然要求，也是率先形成长三角中医肝病诊疗与研究新发展格局的有力支撑。

首先，长三角中医肝病协作组在2019年更名为长三角中医肝病协作联盟，组长单位将在国家中医药管理局区域中医（专科）诊疗中心、国家临床重点专科、国家中医药管理局中医肝病重点专科的建设过程中，按照开放、合作、共享的原则，把肝病的特色中医药品牌融入长三角健康一体化建设之中，构建中医肝病一体化诊疗标准与研究体系是长三角中医肝病医疗服务便利共享的关键。

其次，通过多个临床疗效评价研究，增设中医肝病专业质控组，修订适用于长三角范围内的中医肝病质控标准体系，定期进行质控检查与交流，旨在进一步加大长三角中医肝病协作联盟服务标准的协同力度，加快形成统一的长三角区域中医肝病诊疗服务与研究标准体系建设。

最后，提升中医肝病诊疗服务与研究数字化水平及人才梯队建设是长三角中医肝病医疗服务便利共享的基础支撑。组长单位依托白玉兰远程医学教育系统等平台，建立中医肝病疑难危重病种远程会诊中心；整合长三角优质师资，建立中医肝病"精英式"领军人才培养体系和"个性化"骨干人才培养体系。通过创新中医肝病医疗资源的共享合作与培养机制，充分发挥组长单位的支点作用，进一步改善中医肝病优质医疗资源分布不均的现象，提升医疗服务供给能力与质量。

因此，为了进一步带动长三角中医肝病诊疗服务与研究的发展，应进一步推动完善跨省协调推进机制，进一步探索成本共担、利益共享机制，进一步调动各参与方的积极性与协作性，从而逐步实现资格互认、数据互通、设施共建、成本共担、诊疗服务与研究共享的长三角中医肝病诊疗与研究可持续发展。

**张徐婧**

上海交通大学健康长三角研究院　双聘研究员

上海交通大学医学院附属瑞金医院

# 从公众需求出发：上海市疾病预防控制中心免疫规划信息化建设与跨区域信息互通

## 一、背景与动因

### （一）疫苗事件频发对免疫规划管理工作提出更高要求

免疫规划工作一直是国家关注、群众关心的重要领域。随着山东疫苗事件、长春长生疫苗事件等一系列疫苗事件的发生，暴露出我国在疫苗生产、流通环节中存在管理上的漏洞。虽然上海凭借严格的疫苗监管体系和积极有效的应对及时稳定了公众信心，但公众对疫苗的各环节管理仍存在疑问。《中华人民共和国疫苗管理法》自2019年12月1日实施以来，对免疫规划工作提出了更高的要求，以"最严谨的标准、最严格的监管、最严厉的处罚、最严肃的问责"为目标，切实维护广大人民群众对疫苗行业的信心。

### （二）长三角一体化大趋势下公众对免疫规划服务要求提升

长三角地区是我国经济发展最活跃、开放程度最高、创新能力最强的区域之一，在国家现代化建设大局和全方位开放格局中具有举足轻重的战略地位。习近平总书记在2018年首届中国国际进口博览会上宣布，支持长江三角洲区域一体化发展并上升为国家战略，着力落实新发展理念，构建现代化经济体系，推进更高起点的深化改革和更高层次的对外开放，同"一带一路"建设、京津冀协同发展、长江经济带发展、粤港澳大湾区建设相互配合，完善中国改革开放空间布局。中共中央、国务院于2019年正式印发的《长江三角洲区域一体化发展规划纲要》进一步明确，要将长三角地区建成全国发展强劲活跃增长极、建立全国高质量发展样板区、率先基本实现现代化引领区、建设区域一体化发展示范区、打造新时代改革开放新高地。随着经济社会的快速发展和长三角一体化的加快推进，各省市的交流和互动以及人口的聚集越来越明显，预防接种工作面临新的挑战，在越来越大的接种量、越来越多的疫苗种类和受种人群，以及跨区域的疫苗接种需求等复杂的情况下，充分利用现代信息化手段提供优质、安全、高效的疫苗接种服务。

## 二、举措与机制

### （一）基于药品监管码的疫苗全程追溯体系建设

传统的药品追溯平台采用上传追溯文件的方式运行，只是记录了和疫苗相关的电子监管码的流向，并未用来控制和监督实际的物流操作以及终端的接种。同时，各地疫苗监管体系错综复杂、标准不一，在执行时困难重重，且建立全程追溯体系需要结合丰富的疫苗流通领域专业知识和最新的物联网技术，在实施中往往顾此失彼，落地效果不尽如人意。

上海市在全国率先实现覆盖免疫规划疫苗和非免疫规划疫苗的采购、供应、仓储、物流和接种等全环节、全过程的综合追溯管理系统。该

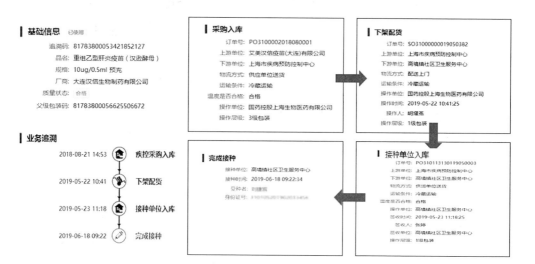

图 1　疫苗全程追溯流程图

系统以疫苗最小包装追溯码为基础,实现单支疫苗从生产企业到接种单位到受种者的全过程追溯闭环,同时实时掌握全市每日疫苗供应、配送、接种情况,并实施全过程追溯码验证和实施差错的校验,真正满足人民群众安全接种疫苗的需求。

## (二) 试点开展数字化预防接种门诊建设

数字化预防接种门诊是各类预防接种单位为了保障和提高自身开展预防接种工作的规范性,进一步提升疫苗接种工作的服务能力和服务水平,进一步改善受种者及监护人对疫苗接种的服务体验的有效措施。它以数字化技术为核心,在规范预防接种门诊的基础上,将计算机、通信、多媒体、互联网、物联网等信息技术应用于预防接种的预检、登记、候诊、接种、留观等环节,并实现全流程综合信息管理的预防接种门诊。数字化预防接种门诊的应用,可实现预防接种全过程信息管理和质量控制,有效地实现疫苗接种操作过程控制的信息化管理,体现人性化服务,确保预防接种工作高效、安全、规范开展。

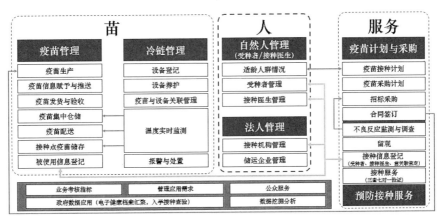

图2　预防接种信息化建设总体框架

数字化预防接种门诊系统的普及应用,标志着我国公共卫生服务的基础设施条件和服务水平又提高到了一个新高度。社会公众在数字化预防接种门诊中，可以享受到先进、规范的疫苗接种服务，能够切身感受到国家和政府对人民健康的重视程度和巨大投入。

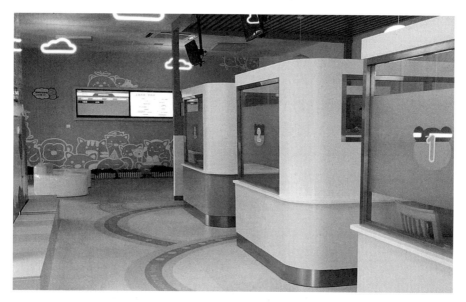

图3　疫苗接种现场

### （三）长三角预防接种信息互联互通平台建设

依托沪苏浙皖免疫规划信息平台，实现长三角地区受种者的预防接种信息共享，支持儿童和成人跨省市流动精准化异地接种服务和接种档案迁移管理，实现跨省市预防接种服务一体化和追溯一体化，逐步解决长三角区域一体化深入融合过程中人口频繁流动与预防接种服务需求融合的难题。

上海市会同江苏省、浙江省、安徽省，以国家免疫规划数据标准为基础，结合长三角地区实际预防接种服务需求和管理要求，建立统一的精细化数据元标准和数据集标准。首先，建设长三角数据共享交换协同服务平台，建立三省一市服务对象主索引、数据统一共享服务标准和功能体系。其次，各省市按照统一的标准体系和功能体系，升级免疫规划平台功能，支撑数据共享及交换，实现预防接种一体化。该项目分两期开展：一期的目标是建立共享交换平台，实现跨省市精准异地接种服务和接种档案迁移管理；二期的目标是建立接种记录追溯协同平台，实现接种服务记录跨省市全程追溯。

## 三、创新与成效

### （一）完成"五码联动"信息化体系建设，率先实现全市的疫苗全程追溯

上海市于2017年启动了疫苗综合管理和预防接种服务信息系统建设。通过构建疫苗追溯服务平台，打破疫苗生产厂家、物流商、疾控中心及接种单位间的信息壁垒，将物联网技术与疫苗行业特点深度结合，规范全过程疫苗冷链物流运作流程，实现疫苗从企业出厂、验收入库、集中储存、物流配送、门诊验收和接种使用等全流程的数据交互和业务协同。基于"疫苗追溯码、疫苗产品编码、冷链设备编码、接种儿童代码、接种医生代码"的"五码联动"管理，实现每一支疫苗最小包装的全过程可追溯。2018年，该系统在全市部署运行。

上海市免疫规划信息化建设在社区卫生服务中心的基础上，实现产科接种室、犬伤处置门诊、卡介苗接种门诊、特需接种门诊的信息系统对接全覆盖，全市预防接种单位扫码接种功能覆盖率达到100%，全市预防证打印率达到100%。截至2019年末，全市已累计采集800万余条全流程记录追溯码档案，2019年12月的真实扫码接种率（即接种记录绑定追溯码的比例）达到99.5%。

"五码联动"疫苗冷链全程可追溯技术的普及应用，标志着上海市公共卫生服务的基础设施条件和服务能力水平又提高到了一个新高度。疫苗来源安全、可靠，社会公众在规范化接种门诊中，可以享受到先进、规范的疫苗接种服务，增加对预防接种的信任度，消除"疫苗犹豫"，能够切身感受到国家和上海市政府对人民健康的高度重视。此外，我们还将接种信息和追溯信息整合脱敏，市民可随时在"市民云"

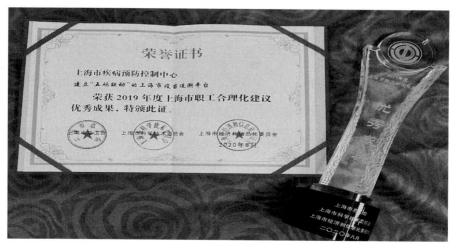

图4　上海市疾病预防控制中心获"五码联动"证书

和"健康云"等App上查询预防接种信息，提高政府的公信力。2019
年下半年，上海市疫苗综合管理和预防接种服务信息系统二期项目
继续推进，在原有系统的基础上增加数字化接种门诊质控分析平台、
公众服务系统、预防接种不良事件报告系统和免疫效果监测系统，
使疫苗追溯链向末端的评价和服务应用扩展，进一步增强市民的获
得感。

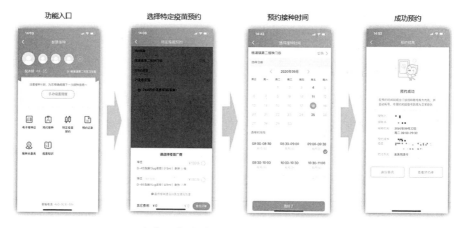

图5　疫苗预约接种嵌入官方平台、微信、支付宝

### （二）发布预防接种门诊设置标准，以点及面探索数字化预防接种门诊设计

2016年，上海市发布预防接种门诊设置标准，以"规范化、标准化、温馨化"的服务要求对本市各类接种门诊的选址、分区、布局、硬件配置、耗材准备、服务时间和公示信息等都设置了工作标准，提出"接种单元"的概念，要求接种门诊根据所承担的预防接种工作量设置接种单元，要求接种工作人员平均接种量不得超过25剂次/小时，受种者接种前的等候时间不超过30分钟，保障接种安全。

青浦区在全市范围内率先试点建设了"智慧接种门诊"项目。该项目主要基于上海健康云，在保证疫苗全程追溯、扫码入库、扫码接种、记录打印等基础业务功能的同时，解决现实业务工作的"痛点"，优化实现接种分时预约、接种提醒、接种记录在线查询、移动支付等流程，增强社区免疫规划工作的计划性、有序性、便捷性，提升社区免疫规划服务质量和管理效率。"智慧接种门诊"建设项目是一项复杂的系统工程，涉及各种资源的管理与调配。青浦区卫健委把该项目列入"为民办实事"项目清单，建立职责明确、决策有效、执行有力的项目组织机构。项目主管机构（区卫健委）、项目实施单位（万达信息股份有限公司）、用户单位（社区卫生服务中心接种门诊）有机地结合到项目建设中，规范项目建设过程，保证建设质量。通过座谈会、电话、微信、现场办公、专题会议等方式，及时反馈工作进展，保证项目顺利实施。区卫健委、区疾控中心和各社区卫生服务中心均纳入"挂图作战"项目予以推进落实，通过任务上墙、目标上墙、责任上墙、进度上墙，实现目标可量化、推进可督查、结果可考核，确保建设工作顺利完成。将项目经费纳入年度预算予以重点保障，保障项目如期推进。2019年10月，青浦区实现全区在线预约2 752人次，环比上升15.24%；线上支付5 655笔，环比上升33.81%。在此基础上，青浦区进一步探索与吴江、嘉善的免疫规划"三地联动"，三地逐渐推进接种流程、服务标准相对

统一，业务人员培训体系、培训教材相对统一，免疫规划接种信息的互联互通，实现服务能力的同质化发展，最终实现"一体化"和"高质量"发展。

**（三）构建长三角预防接种信息互通平台，努力实现跨区域便捷接种服务**

沪苏浙皖疾控中心深入推进落实《长三角卫生健康一体化发展合作备忘录》，聚焦行业发展重点内容，于2019年8月21日签订了《长三角免疫规划一体化工作合作协议》，并联合制定了《长三角免疫规划一体化工作行动计划（2019—2021年）》，结合免疫规划实际工作中存在的重点和难点问题，整合长三角地区免疫规划优势资源，合力推进七方面合作，其中就包括预防接种信息互联互通工作内容。预防接种信息互联互通，旨在努力实现公众跨省免建档接种。针对目前因公众的预防接种记录无法跨省交互导致的异地反复建档建卡这一影响居民服务获得感的问题，从制定区域内统一的接种服务信息化技术标准着手，分阶段对区域内各省市现有预防接种信息系统进行平台改造，最终实现长三角区域内预防接种信息的互联互通，实现公众跨省免建档接种与异地查询接种信息。

沪苏浙皖疾控中心已建立7个长三角免疫规划一体化工作组，分别为信息化建设工作组、接种服务标准化工作组、接种实施指导文件编制工作组、预防接种培训工作组、领军人才培养工作组、重点人群与重点疫苗接种策略研究工作组和公众健康教育工作组。目前已完成编写《预防接种从业指导手册》，统一各地预防接种工作人员的培训教材，从而逐步推进服务标准一体化工作，并结合三省一市近年来在免疫规划信息化建设方面的成功经验，初步制订互联互通的技术方案。下一步将继续完善互联互通技术方案，努力实现长三角地区跨区域便捷接种服务。

## 四、启示与展望

长三角一体化发展是新时代党中央、国务院确定的重大战略。当今世界面临百年未有之大变局,世界新一轮科技革命和产业变革同我国经济优化升级交汇融合,为长三角一体化发展提供了良好的外部环境;"一带一路"建设和长江经济带发展战略深入实施,为长三角一体化发展注入了新动力;中国特色社会主义进入新时代,我国经济转向高质量发展阶段,对长三角一体化发展提出了更高要求;党中央、国务院做出将长三角一体化发展上升为国家战略的重大决策,为长三角一体化发展带来新机遇,但新的挑战也随之而来。

当前,国际上保护主义、单边主义抬头,经济全球化趋势放缓,世界经济增长的不确定性较大,长三角一体化发展面临更加复杂多变的国际环境;区域内发展不平衡不充分,跨区域共建共享共保共治机制尚不健全,基础设施、生态环境、公共服务一体化发展水平有待提高;科创和产业融合不够深入,产业发展的协同性有待提升;阻碍经济社会高质量发展的行政壁垒仍未完全打破,统一开放的市场体系尚未形成;全面深化改革还没有形成系统集成效应,与国际通行规则相衔接的制度体系尚未建立。这些都给长三角一体化发展带来新的挑战。

预防接种工作受国家关注、群众关心。在长三角交流日益密切、人口流动日益频繁的情况下,公众对顺利开展跨省的预防接种工作具有强烈的需求。目前预防接种记录无法跨省交互导致居民异地反复建档建卡,影响居民的服务获得感。基于这个问题,沪苏浙皖疾控中心已建立信息化建设工作组,总结长三角地区近年来在免疫规划信息化建设方面的成功经验,共同探讨制订互联互通的初步技术方案,并将通过进一步完善、优化,争取早日实现互联互通。

展望未来,长三角一体化发展作为国家战略已经进入全面实施阶段。我们要深入贯彻落实习近平总书记重要讲话和指示精神,切实立足国际视野，服务国家战略，以钉钉子精神攻坚克难，节节推进，有序推动长三角免疫规划一体化工作的开展，为建立科学、规范、温馨的免疫规划服务体系，打造全国领先、全球卓越的区域免疫规划一体化发展样板区而不断努力，深入推进长三角区域免疫规划工作在更大范围、更广领域、更深层次、更高质量上的融合发展。我们将积极响应号召，坚持在长三角一体化国家战略的引领下，在三省一市卫生健康行政部门的指导下，紧扣"一体化"和"高质量"两个关键，积极聚焦本行业发展的重点内容，对内提升能力，对外提升公众满意度与获得感，合理分工、错位竞争、协同发展、共同互补。加强统筹协调，建立免疫规划一体化省际协作平台和联席会议制度，厘清思路、统一思想，实现三省一市规划对接、合作需求对接、成果经验对接，统筹推进长三角免疫规划一体化工作发展；推进资源共享，共同发挥三省一市的资源优势，共建开放性的合作平台，加强人才队伍、仪器设备、数据样本、研究项目的共享和整合利用，共同为合作共建提供必要的物质和经费保障，鼓励三省一市为推进战略合作共建争取更多的资源投入；创新合作机制，加强三省一市免疫规划一体化的战略协同，在长三角一体化总体战略布局下，遴选适当的领域深化专题合作，聚焦重点落实任务，建立指标开展考核，总结经验完善机制，同时带动区域内更广泛的交流合作，建设长三角免疫规划一体化示范区，以点带面，不断延伸战略合作范围。

（报送单位：上海市疾病预防控制中心）

**专家评析**

    首先，明确两个疫苗的基本概念。我国《中华人民共和国疫苗管理法》将疫苗分为免疫规划疫苗和非免疫规划疫苗。免疫规划疫苗是指居民应当按照政府的规定接种的疫苗，包括国家免疫规划确定的疫苗，省、自治区、直辖市人民政府在执行国家免疫规划时增加的疫苗，以及县级以上人民政府或者其卫生健康主管部门组织的应急接种或者群体性预防接种所使用的疫苗。居住在中国境内的居民，依法享有接种免疫规划疫苗的权利，履行接种免疫规划疫苗的义务；政府免费向居民提供免疫规划疫苗。而非免疫规划疫苗，是指由居民自愿接种的其他疫苗。本案例讲述的信息化建设主要指的是疾控机构对长三角地区免疫规划疫苗的数字化管理工作。

诚如案例所讲，2018年的长春长生疫苗事件以及后续的疫苗相关事件暴露出我国在疫苗生产、流通及管理过程中可能存在的巨大隐患，让部分居民对疫苗的可靠性产生了怀疑。上海在医疗卫生信息化方面起步较早，2017年就启动了疫苗综合管理和预防接种服务信息系统建设，2018年系统在全市运行，通过"五码联动"实现每一支疫苗从生产企业到接种单位再到受种者的全过程可追溯。这种信息高度透明的机制，不仅让受种者能清晰了解接种疫苗的来源信息，消除对所接种疫苗安全性存在的疑虑，还可以让管理者实时掌握每一支疫苗的动态，一改以往只能事后监管的被动局面，对全市每日疫苗供应、配送、接种情况了然于胸，实现预防接种全过程的信息管理和质量控制，做到事前预防，将事故发生率降至最低。2019年，《中华人民共和国疫苗管理法》颁布实施，该法吸收了上海市免疫规划信息化管理的有益做法，并将其作为全国疫苗监管的重要制度予以明确，这体现了上海免疫规划信息化、数字化管理的先进性和国家认可度。

优异的工作成果离不开缜密的工作规划。在工作流程上，上海市免疫规划信息化工作注重全流程管理，不仅做到了针对疫苗出厂、验收入库、集中储存、物流配送、门诊验收和接种使用等全流程数据管理，还对疫苗的使用场景加强了数字化建设，率先发布"接种单元"的设置标准，以"规范化、标准化、温馨化"的服务要求对全市各类接种门诊的选址、分区、布局、硬件配置、耗材准备、服务时间和公示信息等方面设置明确的标准，让疫苗接种的供给侧管理更加规范。在工作结构上，上海市免疫规划信息化工作注重对疫苗上市许可持有人（即依法取得疫苗药品注册证书和药品生产许可证的企业）、疫苗使用者和疫苗受种者三个端口的协同管理，实现数字化转型的协同推进。在工作范围上，上海市免疫规划信息化工作不仅服务上海全市，更积极探索为长三角地区居民服务，减少因预防接种记录无法跨省交互导致的异地反复建档建卡，努力实现公众跨省免建档接种，服务国家战略大局。

目前，上海市免疫规划信息化工作并未止步于已取得的成就，而是在现有基础上进行持续改进。期待上海市的免疫规划信息化为全市、长三角地区乃至全国的数字化转型带来更多经验与启示。

**何 达**

上海交通大学健康长三角研究院　双聘研究员

上海市卫生和健康发展研究中心健康科技创新发展部　副主任

赋能基层篇

# 以健康为中心：上海嘉定区"3 + X"创新型家庭医生签约服务模式

## 一、背景与动因

### （一）嘉定区概况

嘉定地处上海西北部，总面积达463.55平方公里，有3个街道、7个镇、1个工业区及1个新区。截至2019年底，嘉定区常住人口为159.60万人，比2018年增加了0.71万人，同比增长0.4%；其中户籍常住人口为69.12万人，占常住人口总量的43.31%。2019年，全区卫生计生投入总计达20.39亿元，其中卫生计生事业费为17.18亿元，占全区一般公共预算支出的4.82%。"十三五"期间，嘉定重点打造"汽车嘉定、科技嘉定、教化嘉定、健康嘉定、美丽嘉定"的功能定位。

嘉定区有市级医疗机构2家，区级医疗机构6家，社区卫生服务中心及分中心21家，社区卫生服务站86家，村卫生室37家。社区在岗职工数达2 514名，其中在职卫生技术人员有2 100名；执业医师总人数为922名，其中注册全科医生有681名，注册中医全科医师有123名；卫生部门牵头设置老年护理床位2 011张，其中社区卫生服务中心设有老年护理床位1 226张。

2019年，全区有国家示范社区卫生服务中心1家，全国百强社区卫生服务中心3家，全国群众满意乡镇卫生院2家，全国优质服务示范社区卫生服务中心3家；全区有上海市示范社区卫生服务中心6家，上海市全科医师规范化培养社区实践基地8家；全区荣获"上海市十佳家庭医生"的有1人，荣获提名奖的有3人，荣获"基层服务卓越奖"的全科医生有3人。2019年，有3家社区卫生服务中心入围全国社区卫生服务中心科研能力50强榜单。

（二）政策背景

从国家层面来看，《全国医疗卫生服务体系规划纲要（2015—2020年）》提出，以优化医疗卫生资源配置，构建与国民经济和社会发展水平相适应、与居民健康需求相匹配、体系完整、分工明确、功能互补、密切协作的整合型医疗卫生服务体系为目标，实现2020年基本建立覆盖城乡居民的基本医疗卫生制度，为人民健康水平持续提升奠定坚实的医疗卫生资源基础。2018年9月28日，国家卫健委、国家中医药管理局联合发布《关于规范家庭医生签约服务管理的指导意见》，对家庭医生签约服务做出了明确规定。家庭医生团队应当根据签约居民的健康需求，依法依约为其提供基础性和个性化签约服务，主要包含基本医疗服务、公共卫生服务、健康管理服务、健康教育与咨询服务、优先预约服务、优先转诊服务、出诊服务、药品配送与用药指导服务、长期处方服务、中医药"治未病"服务和各地因地制宜开展的其他服务，以提升家庭医生签约服务规范化管理水平，促进家庭医生签约服务提质增效。

从市级层面来看，2017年9月上海市卫生计生委《关于进一步做实本市家庭医生签约服务工作的通知》，要求稳步推进签约服务覆盖和继续做实签约配套服务，探索社区卫生服务平台支持，加强签约信息技术支撑，以提高签约居民的获得感与依从性。2018年4月，上海市政府颁布的《"健康上海2030"规划纲要》提出，到2020年，城市公共政策充分体现健康理念，建立以市民健康为中心的整合型健康服务体系。2019年2月，上海市政府颁布的《关于加强本市社区健康服务促进健康城市发展的意见》指出，要以人为本，以健康需求为导向，到2020年基本实现家庭医生签约服务覆盖重点人群，基本覆盖所有家庭，居民在社区可享适宜、综合、连续的整合型健康服务。

从区级层面来看，为响应国家和上海市的要求，嘉定区制定了"1＋4＋1"政策文件，用于贯彻落实社区综改的实施方案，推进全区重点人群签约服务,做实家庭医生签约服务工作。2017年10月,嘉定区卫计委、人社局、财政局、科委联合出台了《嘉定区家庭医生执业工作模式实施方案》,提出探索社区卫生服务平台支撑,试点"3＋X"工作模式,推进智慧社区健康管理服务平台建设。2019年4月,嘉定区卫健委出台了《嘉定区"3＋X"新型家庭医生服务模式推广实施方案》,指出要围绕"健康嘉定、基层为重,签约服务、全程管理"的社区卫生服务改革目标,充分发挥社区卫生服务中心的平台功能。全区社区卫生服务中心在2019年底前平稳有序推广"3＋X"新型家庭医生服务模式,为居民提供综合、连续、全程性的健康管理。

综上所述,"以治疗为中心"的传统社区服务模式造成了医疗与公共卫生服务的分割,以病人或接诊医生为单元的信息离散、不系统、不连续的服务现状,家庭医生工作负荷增加,而绩效封顶的薪酬体系已不能适应新时代的需求。为打破"以治疗为中心"的传统格局,实现向"以健康为中心"的转变,嘉定区卫健部门紧紧围绕百姓的健康需求,真正建立以人为中心、以健康为目标的新型社区卫生服务模式,做实家庭医生签约服务,切实做到签约一人、履约一人、做实一人。

## 二、举措与机制

### (一) 建设过程

#### 1. 第一阶段:夯实社区基础性应用建设

嘉定区围绕"社区卫生六位一体、'1＋N'健康档案管理、全科医生工作制"等阶段目标,推广完成社区基本医疗、公共卫生、业务管理、全科医生工作站等基础性业务系统建设。同时,依托物联网、移动互联网、云计算等创新技术,对社区卫生应用进行一系列创新改革,推动社区健康小屋、居民健康监测仪应用建设,实现居民健康体征信息智能感知。为家庭医生上门服务提供移动应用支撑,实现上门服务工作全程闭环管理。连接区域卫生平台,实现社区基本医疗与公共卫生业务协同、智能提醒、健康档案共享调阅等应用，实践新型社区卫生服务管理模式。经过多年的信息化建设，嘉定区已形成体系健全、网络完善、应用模式特色鲜明的社区卫生服务管理体系。

2. 第二阶段：推进社区综合改革配套应用体系建设

截至2015年末，嘉定区13家社区卫生服务中心已基本完成社区各个业务应用系统的建设，应用系统涵盖了公共卫生、临床诊疗、资源管理、运营管理四大类系统。2015年7月，嘉定区优先选择工业区、马陆、黄渡、安亭四家具有代表性的社区卫生服务中心作为试点单位，参加全市第一批社区综改试点工作。在信息化方面，四家社区卫生服务中心完成了"一个中心、两大平台"建设，即社区卫生数据中心以及家庭医生工作平台、社区综管平台。围绕社区综改应用体系，重点完成了家庭医生工作流程再造、基于全面预算的社区综合管理服务开展以及全市"1＋1＋1"医疗机构组合签约业务开展，通过信息化有效地支撑社区综改各项制度、业务机制配套运转。四家社区卫生服务中心经过上海市社区综管评审小组的两次评审，最终顺利通过评审。本次试点工作为嘉定社区综改的业务机制、信息化建设、项目推进方法等方面夯实了工作基础。

3. 第三阶段：深化新型家庭医生签约服务模式

截至2018年末，嘉定区社区卫生服务中心基本完成智慧社区健康管理服务平台的打造，促进社区条线业务融合及信息共享。目前已培养Ⅰ期健康管理师50名，按照"3＋X"的模式试行服务，支持新型模式的架构一体化的工作平台，目前在工业区、华亭镇和南翔镇社区试点运行。嘉定区"3＋X"新型家庭医生签约服务模式初步成型，其建设模式受到高度关注，在上海市嘉定区政府举办的模式论证会上，得到国家卫健委、上海市卫健委等机构的领导和专家的专业认证，并获得高度认可。

（二）技术方案

推行家庭医生签约服务，是新时期健康中国战略的重要举措。在遵循国家和上海市政策要求的前提下，针对目前全国家庭医生签约服务普遍存在的问题,包括服务模式行政化,家庭医生服务任务繁重;重数量、不重内涵,导致居民缺乏获得感;缺乏正向化激励,家庭医生服务活力不足;社区内部分工不明确,资源无法有效利用等问题,嘉定区创新性地提出了"整合型服务"理念,包括"3 + X"新型服务模式设计和创新流程优化两大部分。

1. 整合型服务模式——"3 + X"服务模式的构成及设计

为满足居民的健康需求,整合基本医疗、基本公共卫生服务和社会资源,实施综合、连续、全程性的健康管理服务,上海市嘉定区开创性地提出"3 + X"新型家庭医生签约服务模式,是围绕"以人为本,以健康为目标"的整合型健康服务体系。"3"代表1个家庭医生、1个健康管理师和1个家庭医生服务管理中心;"X"代表若干个支持服务中心。

家庭医生作为团队的核心,依托现有资源,有效提供基本卫生服务;健康管理师作为家庭医生的助手,帮助家庭医生处理签约居民的健康和医疗需求,增强居民自我健康管理的意识,处理随访和个案管理计划的执行;家庭医生服务管理中心作为居民和家庭医生团队之间的枢纽,真正架起线上和线下服务的桥梁;支持服务中心在服务模式上有所创新,可根据不同群体的不同需求,由家庭医生团队将服务转介给支持服务中心,为家庭医生签约服务提供支撑。

1)制定"1 + 4 + 1"配套政策文件

为支撑嘉定区"3 + X"新型服务模式的落地,嘉定区制定了"1 + 4 + 1"配套政策文件。其中,"1"代表1份主体文件,即嘉定区政府制定的实施方案,明确了总体目标、模式和30项主要改革任务;"4"代表4份配套文件,明确了标化工作总量核定、人员岗位管理、薪酬制度、财政拨付等内容;"1"代表1份区级统筹文件,明确了完善收支两条线,确保各街镇改革发展的均衡性和积极性。

2)整合服务资源,完善健康服务内涵

嘉定区"3 + X"新型服务模式主要围绕居民的健康需求,整合社区服务资源，为居民提供家庭医生个性化签约服务包，共3大类101项。在诊疗服务包中，签约居民可优先享受长处方、延伸处方、预约转诊等服务；在健康管理服务包中，以全程服务为目标，签约居民通过健康评估可获得个性化的健康指导和跟踪随访；在重大公共卫生服务包中，除均等化地享受新生儿筛查、大肠癌筛查、60岁以上老人肺炎疫苗接种服务外，还可为有需求的签约居民提供基于病种的全程联合服务。

在新型服务模式下，以家庭医生为核心，明确签约服务的具体内容，整合资源，理顺和优化服务流程，让社区家庭医生的服务内涵更加明确。相对于传统家庭医生签约服务模式，新服务模式新增了健康管理师，将健康管理和疾病筛查等进行服务端口前移，居民在门诊就诊期间，即可享受由健康管理师提供的轻问诊、健康指导及数据采集等服务，实现基本医疗和健康管理同步完成，以及数据的"一次采集，多次利用"。该模式通过资源整合，将家庭医生从原有的烦琐工作中解脱出来，极大地减轻了家庭医生的工作负担，其工作目标也从原有的诊疗服务向健康管理转变，将定期为居民提供健康评估、健康方案制订、健康方案执行、后期跟踪、效果评估、慢病随访等服务，完成对居民的健康管理服务。

3）构建支撑体系

一是建立家庭医生服务管理中心。嘉定区的签约居民可以通过全区统一的家庭医生服务号码与医生联络，中心承担起与签约服务相关的非医疗、非专业性的工作，开展家庭医生签约服务咨询、随访、满意度调查，家庭医生签约信息查询、续签咨询，电话预约门诊，医疗服务或其他需要团队解决的问题，工单推送和处理，医养护平台工单对接推送，延伸处方药品到院信息查询，等等。同时，打造统一的工作平台，有效整合管理中心的业务工作，做到信息的互通共享，通过自动分派工单，真正架起线上和线下服务的桥梁。

二是建立支持服务中心。专门负责完成重点服务人群的某些专业服务,内部支持中心包括建立护理、公共卫生、康复、妇幼保健、后勤保障等服务中心;外部支持中心引导市场各类资源参与社区卫生服务,利用医联体、全专联合、区域集约化服务中心、互联网医疗技术、社会健康管理机构、商业保险等外部资源。中心可根据不同群体的需求,由家庭医生团队将服务转介给支持服务中心,为居民提供养老、上门护理、健康服务、健康照护等延伸服务。

三是建设家庭医生绩效管理平台。为提高家庭医生的工作积极性,通过建立绩效激励机制,明确家庭医生的服务内容,建立与家庭医生执业工作模式相适应的,分配透明、水平合理、管理规范、正向激励的责任目标年薪制,充分调动家庭医生签约服务的积极性。基于家庭医生工作数量和质量预算的责任目标,系统将自动按照月度、季度、年度对家庭医生实际的预算执行情况进行考核,并根据考核结果予以拨付和清算。

2. 创新流程优化

1)分时段预约、家庭医生首诊、分诊流程设计

按照每一个全科门诊8分钟来划定家庭医生号源,居民可以按照自己的时间安排来选择就诊时间,从而减少盲目就诊和长时间等待就诊

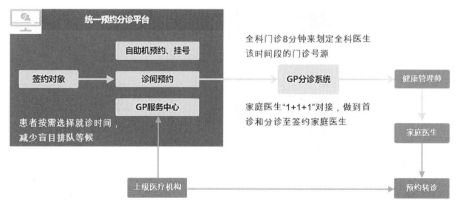

图1　嘉定区家庭医生预约及挂号系统

的问题。为了精准对接签约的家庭医生，分诊系统与上海市"1 + 1 +
1"签约信息进行了整合，居民预约和挂号，系统自动匹配，引导居民到
自己签约的家庭医生处，增进签约双方的互动，提升服务的黏性，同时
精简了非医疗服务环节，全面实现医疗后付费，引入微信、支付宝等移
动便捷支付方式。

通过社区门诊服务流程再造，签约居民定向到签约家庭医生处的
就诊率超过60%，辖区居民平均就诊等待时间减少了60%，进一步提升
社区居民在家庭医生服务中的体验感，增进了签约双方的互动，提升了
服务的黏性。

2）业务融合流程设计

为减少社区医生重复录入，进行业务融合流程重新设计，系统
基于服务流程编排、数据推送和服务融合等功能，可以将采集的健
康评估、慢性病随访、诊疗等数据，以人为核心进行数据综合配置和
共享。医务人员在健康管理工作台提供健康管理服务时，系统可以
根据不同需要自动生成相应的综合采集项目，在完成综合采集提交
后，可以实时调用业务融合共享服务。通过服务编排和事件控制，
自动触发调用慢病随访接口服务，将数据同步存储到条线系统，无
需调用条线终端，从而实现健康管理、诊疗服务和慢病条线系统的

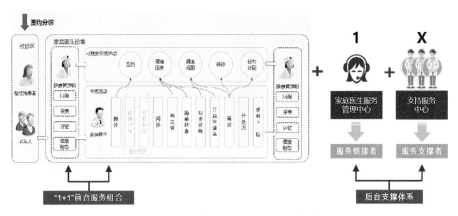

图2　嘉定区家庭医生业务融合流程设计

业务融合。

## 三、创新与成效

通过不断努力，嘉定区的"3 + X"创新型家庭医生签约服务模式紧紧围绕"健康嘉定、基层为重，签约服务、全程管理"的目标，打造家庭医生签约服务的"嘉定模式"，在预约分诊、健康管理、服务管理、绩效管理四个方面都实现了新的突破。

### （一）理念、服务、系统及管理的全方位创新

在理念创新方面，嘉定区突破现状，敢为人先，以人为本，以健康为目标，结合社区实际，对整合型服务模式体系进行探索，颠覆了传统医疗治病的理念。

在服务创新方面，嘉定区社区卫生服务中心创建整合型家庭医生服务模式，配套直接助手（健康管理师），减轻家庭医生的工作负荷，激发家庭医生提供签约服务的活力。领悟政策内涵，整合各方资源，为居民提供适宜、可持续的整合型健康服务，实现惠民利民。

在系统创新方面，按照上海社改精细化管理的要求，嘉定区社区卫生服务中心融通社区资源，打破各业务系统的壁垒，构建诊疗、公共卫生、健康、管理全融合的信息系统，解决多系统对接的障碍，一体化设计，创新搭建智慧健康管理服务体系。

在管理创新方面，嘉定区社区卫生服务中心通过契合实际、运行顺畅、确保质量的运行模式，充分调动家庭医生开展签约服务的积极性，实现精细化、规范化、智能化管理，激发医务人员的活力，最终增强百姓的获得感和医务人员的满意度。

### （二）服务依从性的提升

在签约方面，截至2019年底，全区常住人口"1 + 1 + 1"签约数为47.27万人，签约率达31.26%；60岁以上居民签约数为21.51万人，签约率为104.39%。在服务方面，2019年组合内就诊率为72.95%，签约社区

就诊率为54.45%，年内累计开具慢病长处方28.94万张、延伸处方14.79万张。在健康管理方面，签约高血压居民血压有效控制率、签约糖尿病患者血糖有效控制率明显高于市均值。

（三）良好服务氛围的营造

"3＋X"家庭医生团队服务模式的创新，综合诊疗服务、健康管理、薪酬测算等功能，明确家庭医生和社区卫生服务中心的目标责任，理顺工作流程，进一步扩大和提升了家庭医生的服务范畴和效率。同时，为培育和发挥家庭医生的服务与管理功能，使其真正成为居民健康、卫生费用和卫生资源的"守门人"，实现"小法人"的角色做好了铺垫。

（四）良好示范效应的形成

"十三五"期间，嘉定区社区卫生服务满意度和公众对社区卫生服务的满意度均居全市前列。在2018年度全市各区社区卫生服务综合评价中，嘉定区社区卫生服务中心获得总得分和满意度得分排名双冠王。2019年3月15日，嘉定区卫健委召开"3＋X"家庭医生服务模式工作论证会，会议邀请了国家级专家，通过充分沟通论证，专家们一致认为，这种"以人为本，以健康为目标"的管理模式，颠覆了传统医疗治病的理念。通过整合各方资源，打破了各个业务系统分散的壁垒，能够为居民提供适宜、可持续的整合型健康服务，实现惠民利民。

## 四、启示与展望

"3＋X"新型家庭医生服务模式作为嘉定区与世界卫生组织（World Health Organization，WHO）第十轮合作的重点项目之一，在统筹区域家庭医生资源，提供精准健康管理服务等方面都形成了自身的特色和亮点，非常值得借鉴和推广。但在诸多现实问题逐步得到解决的同时，仍存在以下问题值得进一步探索。

（一）以百姓、医务人员满意为目标，全面推进"3＋X"管理模式

嘉定区"3＋X"家庭医生团队服务模式的创新，依托以市民健康

为中心的整合型健康服务体系,打造创新健康服务理念、创新支撑系统和创新管理模式,促进全区基本公共服务优质均衡发展,健康服务和健康保障体系完善。推动家庭医生签约服务切实落地,通过制度创新和信息化支撑,新型家庭医生服务团队为签约对象建立健康档案、开展定期健康评估,并按人群分类分别管理签约居民。构建家庭医生服务团队,让家庭医生及时全面掌握签约群众的健康、诊疗情况,全程跟踪病人的健康信息,减轻家庭医生的负担,激发家庭医生提供签约服务的活力;签约家庭医生团队为签约居民提供全程、连续、综合的健康服务,让签约居民切实享受高质量的健康服务,愿意留在签约社区就诊;实现百姓和医务人员"双满意"的目标。后续,通过嘉定区社区卫生服务中心的良好示范效应,将逐步探索本模式在全区乃至全市的推广。

(二) 以WHO新一轮合作为契机,深化试点项目研究和总结

"3 + X"家庭医生服务模式是嘉定区在本轮社改的创新项目,作为世界卫生组织重点合作项目之一,2019年3月15日通过了全国专家论证。2019年3月25日,嘉定区初级卫生保健合作中心作为WHO合作中心的优秀代表,应邀在国家卫生健康委国际司举办的WHO在华合作中心主任会议上做交流汇报,得到国际司和驻华代表的充分肯定。以构建"以人为中心"的整合型健康服务体系为目标,围绕再造服务流程、整合服务模式、构建支撑体系等内容,重点打造智慧社区健康管理服务平台。接下来,嘉定区将以WHO新一轮合作为契机,深化试点模式的研究、评估和总结,最终将在全区全面推广该模式,以提升辖区居民的健康管理水平。2019年7月,嘉定区举行WHO项目研讨会,与其他亚太国家分享家庭医生服务"嘉定模式"。未来,家庭医生服务"嘉定模式"将成为嘉定区新的名片。

(三) 以新时期卫生健康方针为指引,提升辖区居民健康管理水平

党的十九大报告指出"人民健康是民族昌盛和国家富强的重要标志",并将强基层作为重点,促进医疗卫生工作重心下移、资源下沉。加强基层医疗卫生服务体系建设,多措并举把更多的人才和技术引向基

层、把财力物力投向基层、将优惠政策向基层倾斜,促进基层"软件"和"硬件"双提升。加强全科医生队伍建设,做实做好家庭医生（团队）签约服务,为群众提供综合、连续、协同的基本医疗卫生服务。家庭医生服务"嘉定模式"是在全国重视健康发展的大背景下的有益探索,本次探索的成功将为提升全国的基层医疗卫生机构服务能力提供有益示范,相信在不久的将来,全国居民的健康水平都将得到显著提升。

（报送单位：上海市嘉定区卫健委）

## 专家评析

　　家庭医生是社区居民健康的守护人。家庭医生做好签约服务,与居民建立良好的信任关系,是构建以人民健康为中心的整合型健康服务体的基础。

　　上海市嘉定区开创性地提出"3＋X"新型家庭医生签约服务模式,即"1个家庭医生＋1个健康管理师＋1个家庭医生服务管理中心＋若干个支持服务中心"。这一模式具有以下特点：第一,实现了从"以治疗为中心"向"以健康为中心"的转变,整合家庭医生和健康管理师资源,更好地满足人们对健康教育、疾病预防、慢性病管理、长处方、延伸处方、预约转诊的需求。第二,从"断裂服务"向"连续服务"转变,为有需求的签约居民提供基于病种的全程联合服务。第三,发挥家庭医生服务管理中心在居民和家庭医生团队之间的枢纽作用,建立了比较完善的支持服务体系,整体性满足签约居民的健康需求。第四,重视信息化建设,构建了诊疗、公卫、健康、管理全融合的信息系统。第五,流程再造和优化,提升家庭医生的服务效率,利于患者。第六,健全了绩效激励机制,充分发挥家庭医生的积极性、主动性和创造性。

嘉定区"3 + X"新型家庭医生签约服务模式在理念、服务、系统及管理等方面实现了创新,并取得了良好的成效,为提升全国基层医疗卫生机构的服务能力提供了有益示范。

**龚秀全**

上海交通大学健康长三角研究院　双聘研究员

华东理工大学社会与公共管理学院　教授

中国劳动经济学会保险福利分会　常务理事

中国医促会健康保障分会　理事

上海劳动社会保障学会　理事

上海劳动社会保障学会社会保障专业委员会　常务副主任

# 坚持强基层：江苏省南通市第一人民医院"急救走基层"18年行动实践

## 一、背景与动因

全国急诊医学科"起步晚、基础差、风险大、人才乏、能力缺"的现状在基层医院更为突出。基层医院急诊急救水平落后，导致医疗事故频发，医疗纠纷不断，病人不满意。为了改变这一状况，江苏省南通市第一人民医院每月深入基层医院，连续办班190期[①]，有4万多人次接受培训。"急救走基层"的实践，是新医改强基层的前瞻性行动，是贯彻落实中央十部委联合下发的《关于开展文化科技卫生"三下乡"活动的通知》的重要举措，推进本地区城乡急救医疗一体化发展，打造农民健康工程，健全农村急救医疗服务体系（EMSS）。

2020年，南通市GDP总量达到10 036亿元，常住人口达772.66万人。南通作为全国知名的"长寿之乡"，其中如皋市就有百岁老人500多人。人口老龄化，急诊量必增加。以2019年为例，全市急诊病人数超过20万，抢救病人数超过2万。8年前，南通市第一人民医院急诊日诊疗人次在150人左右，每天有10人次参与施救；现日诊疗人次增加到500人左右，每天有35～53人次参与施救。在"急救走基层"项目的影响下，南通市卫健委和各医院对急诊急救的重视前所未有。重急诊、强基层、扩急诊、优急诊，南通全面在行动。这不仅有利于平日急诊的高质量发展，而且在应对突发公共卫生事件时，能实现"科学、高效"的

---

[①] 本案例2003年3月起源于江苏镇江，此后11年办班115期，镇江基层医院急诊水平有了较大提高。2013年12月，项目负责人张利远教授因工作变动，将该项目移至南通继续进行。

目标。

## 二、举措与机制

### （一）主要内容

以"三基"为基础，以"六结合"为原则确定培训内容。"三基"，即基本知识、基本理论、基本技能。"六结合"原则：① 普及与提高相结合；② 理论讲授与实际操作相结合；③ 正确处理与常见错误防范相结合；④ 专家讲课与基层医师共同讨论相结合；⑤ 床边教学与疑难病例分析相结合；⑥ 临床研究与临床应用相结合。

### （二）主要做法

（1）师资队伍。"急救走基层"必须有一支精悍的师资队伍承担教学工作。该项目的培训讲师为主任级职称人员，他们不仅教学态度认真，而且临床经验也十分丰富。每位教师能根据基层医院的特点，精选教学内容，结合实际病例，深入浅出、生动形象地讲授急救医疗知识，每期的教学内容都能给基层医师较大的启发。

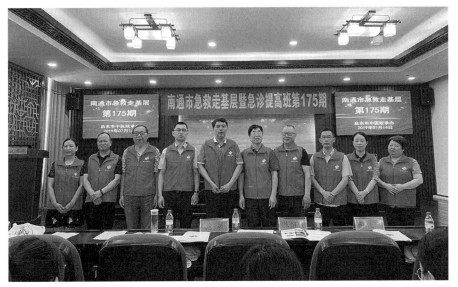

图1　南通市急救走基层暨急诊提高班第175期教员（志愿者）合影

（2）培训方式。培训方式新颖多样，除理论授课、技能操作训练外，培训现场还有答疑互动、设奖病例讨论等多种环节。

（3）深入基层办班。每月深入基层医院（县级及中心镇医院）办班，方便基层人员就近参加学习。

（4）公益行动，免费学习。针对基层医院的经济状况，为不增加各基层医院的经济负担，凡是参加学习的医护人员均不需要交纳资料费及学费等，并为其提供免费工作午餐。18年来，"急救走基层"项目坚持"义务、免费"送医送教下乡。

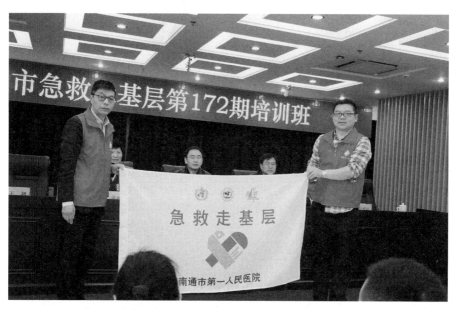

图2　"急救走基层"每期培训的"会旗"交接仪式

（5）重技能培训的"五精"方案实施。一是精心准备。精心准备培训计划、材料、教具、场地等。二是精选内容。确定分层培训内容，分层培训包括一级医院培训项目和二、三级医院培训项目。一级医院培训的"十大急救技术"分别为：心肺复苏术、心脏电复律术、窒息急救术、气道管理技术、无创生命体征监测技术、创伤现场急救技术、低容量性休克液体管理技术、胸腔穿刺置管术、胃肠减压术、导尿术。二、三级医院培训的"十大急救技术"分别为：心肺复苏术、心脏电复律术、窒息急救术、气道管理技术、呼吸机使用技术、深静脉置管术、血流动力学监

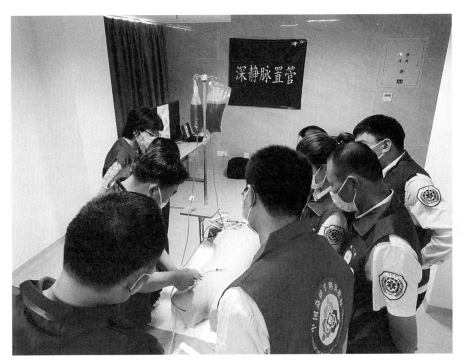

图3　急救技能实训班现场实训

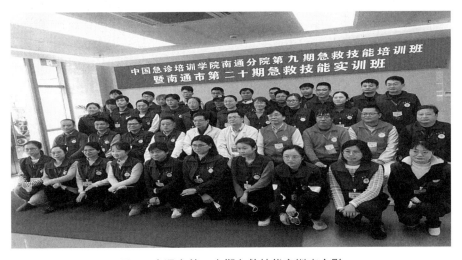

图4　南通市第二十期急救技能实训班合影

测技术、创伤现场急救技术、低容量性休克液体管理技术、各类穿刺及置管技术等。三是精选教员。培训教员的精选要求包括：高级职称、相关业务技能、表达能力好、乐于奉献、热心教学工作。四是精制方式。空间安排为"一室一技术"，采取"一教员一技能""一教师6～8学员""分小组、定时段"等方式。五是精准管理。教员具有高度责任心，学员具有高度自觉性。培训学员在培训现场着装统一，佩戴胸牌；培训后，逐项参加考试，合格者将颁发证书。

（6）推广应用。"急救走基层"项目18年来坚持"强基层"行动，受益对象除了本地区县、乡、村医务人员外，还有镇江、苏州、常州、南京、盐城、扬州及浙江、上海、广西、江西等地基层医院代表。

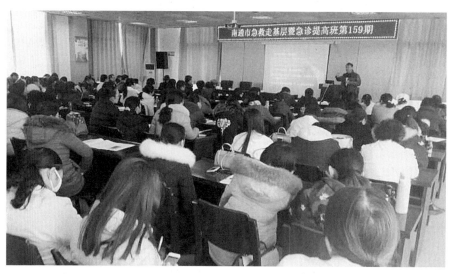

图5　参加急救走基层暨急诊提高班的基层人员济济一堂

（三）技术支持线上线下

办班开展理论培训、分批集中培训技能，还难以达到"强基层"的目标，故应用现代手段"强基层"，努力织密"县镇村急救网"。

（1）办好急诊网站。南通市第一人民医院于2008年创办了急诊网站，为基层医师学习提供了便利。该网站由原来的急诊新技术、急诊质量、病例讨论等21个主栏目,发展到现在26个主栏目下设72个子栏目,内容丰富,可读性强,并可自由下载。

（2）搭建微信平台。南通急诊微信群中有500人,其中有北京、上海、浙江、安徽、江西、广西、山东、湖北和香港、台湾等全国27个省市区,以及美国、印度等国的近200位知名急诊专家入群指导南通基层急救。

（3）远程会诊平台。医院耗资数百万元建立起远程会诊平台,及时解决异地急诊会诊,确保疑难危重症得到快速、精准救治,提高医疗救治的质量和成功率。

（4）电话交流指导。为保证非上班时间,尤其深夜对基层急救的指导,南通市第一人民医院张利远等医生的手机常年24小时开机,任何一个基层医师值班遇到问题都能及时得到指导。近五年中,南通基层医院急诊无纠纷及赔款案例。

南通市第一人民医院急诊科建设理念新、布局优、设施全、流程畅、技术强、管理严,在全国具有一定影响力与知名度,每年接待参观代表近千人次。帮扶基层是三甲医院的职责。18年来,南通市第一人民医院坚持"业余、公益、免费、持久"的特色,使南通"强基层急救"成为全国知名品牌。

## 三、创新与成效

### （一）项目创新点

"急救走基层"志愿服务项目是健全农村急救医疗服务体系的新举措。本项目充分贯彻落实了中央十部委联合下发的《关于开展文化科技卫生"三下乡"活动的通知》精神,推进本地区城乡急救医疗一体化发展,打造农民健康工程,健全农村急救医疗服务体系,是落实医疗卫生改革"强基层、保基本"方针的具体体现,是深入推进医改的重要成果。

本项目的培训模式契合基层实际情况，内容简明、实用，培训方式新颖多样。该项目实施18年来，免费开展培训190期，深入基层医院办班，受众面广、收效大。南通地区急危重症病人抢救成功率明显提高。近五年来，南通地区基层急诊医疗纠纷明显减少，患者满意度显著提高。

本项目主办单位通过各类媒体广泛宣传和推广"急救走基层"项目的经验，开办"急诊医学网站"（急诊科网站已开办8年），将本项目好的做法和经验在网站相关栏目中展示。同时，积极搭建微信公众平台，努力提高基层医务人员的急救水平，更好地服务于急危重症病人，使医药卫生改革"强基层、保基本"的方针落地生根。

（二）项目成效

江苏省南通市第一人民医院"急救走基层"项目持续开展18年来，累计有近4.5万人次接受培训，取得了"一规范、六提高"的卓越成效。"一规范"，即规范了急诊"二十四类疾病"急救流程。"六提高"，即提高了基层医疗单位"急性出血、急性疼痛、中毒、中暑、溺水、电击伤、急性心衰、急性呼衰、多发伤、脑卒中"的"十类急症"评估和急救水平；提高了基层医院"六大重点病种"——"两伤、两衰、两梗"（心梗、脑梗、心衰、呼衰、多发伤、颅脑伤）管理及处置能力；提高了基层医院猝死、休克、脑卒中、心肌梗死、创伤"五大急危重症"抢救成功率；提高了基层医院医务人员的"11项急救操作技能"和"16项目医技检查分析能力"；提高了患者满意度，基层急诊医疗实现"零纠纷"；提高了急危重症病人抢救成功率，由原来的86%提高到目前的96%。

该项目的开展广受社会赞誉。2008年、2009年该项目主办方受邀在江苏省和全国医学继续教育工作会议上做了专题介绍，并得到好评。2010年，该项目主办方在苏浙两省急诊年会上做经验交流。此外，该项目主办方受邀在2016年全国灾难医学学术年会和2017年全国急诊第19次学术年会上做经验介绍。2014年和2015年中华医学会急诊专业委员会主任委员、北京协和医院团队特来南通现场考察本项目，并于2016年5月22日专程来南通授予项目主办方"基层急救教育示范基地"铜牌。

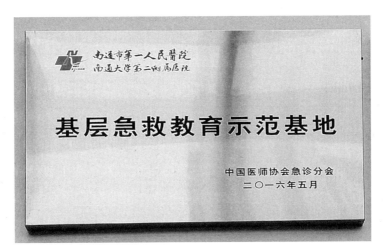

图6　南通市第一人民医院荣获"基层急救教育示范基地"称号

2016年11月，南通市第一人民医院主要领导应邀出席在北京人民大会堂举办的会议，并做题为《首创基层急救教育体系》的报告。《中国医院院长》杂志2016年第12期给予评价："急救走基层，风雨十四年"，"国内独特品牌"。2017年5月，中华医学会、中国医师协会急诊分会及协和医院专程组织团队来到南通市第一人民医院，代表中国医师协会急诊专业委员会授予项目负责人"基层急救教育突出贡献奖"荣誉。2018年，英国剑桥大学代表来南通参观学习。2019年5月，南通市第一人民医院代表应邀赴美国的学术会议做经验介绍。2020年5月，"急救走基层"荣获中国科协"十大优秀志愿者服务项目"。《新华日报》《健康报》《扬子晚报》《中国医师报》《江海晚报》《京江晚报》以及人民网、新华网、中国网、省市电视台、广播电台等媒体均就本项目的运行情况做采访报道。该项目已被打造为"公立医院改革的品牌""强基层急救的品牌""医学继续教育的品牌""精神文明建设的品牌"。

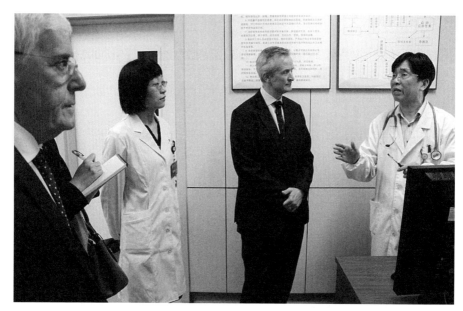

图7　英国剑桥大学专家走访"急救走基层"项目

## 四、启示与展望

### （一）解决"急救走基层"项目公益的持久性

"急救走基层"项目自实施以来，坚持"公益、业余、义务、免费"的理念，无论隆冬盛夏，项目成员坚持不懈走基层，利用周末休息时间完成，没有报酬，义务传授急救知识，送医送教下乡，使此项目受众面广、收效大。为使得基层医院医生的急救知识得到全面巩固和更新，需要邀请一些专科专家参加"急救走基层"项目，适当给予专家一些酬劳，以解决制约"急救走基层"项目公益持久性的难题，使本项目更具有活力及生命力。

### （二）"急救走基层"项目展望

鉴于"急救走基层"项目需持久、医学教育需终身的特点，未来需要继续加强以下四方面工作：

一是继续办好急诊网站。急诊科网站于2008年创建，至今已运营十多年。下一步继续将此网站办成传播急救新理念、新思维、新技术的阵地，同时将"急救走基层"项目的做法、经验在网站相关栏目中予以介绍,供全国相关机构借鉴。

二是搭建微信公众平台,努力提高基层医务人员的急救水平,更好地服务于急危重症病人,使医药卫生改革"强基层、保基本"在基层各地落地生根,使本项目具有持久生命力。

三是完善资源拓展及营销拓展策略。按照本项目计划实施,有助于提高县(区)、镇(乡)、村级医疗单位的急救水平,规范全市各级医疗机构的急救流程,培养农村急救技术骨干,更加注重对"村医"急救知识的培训,努力织密县、镇、村急救网,促进农村卫生事业发展,为广大农村群众提供更加优质的急救服务。

四是大力开展项目宣传活动。通过各类媒体宣传和推广"急救走基层"项目的经验,以便获得各地高等级医院的积极响应,使得"急救走基层"项目可以更好地提高基层医院的急诊急救水平。

（报送单位：江苏省南通市第一人民医院）

## 专家评析

江苏省南通市第一人民医院针对我国基层医院急救水平落后的现状,用18年的实际行动坚持"急救走基层",健全农村基层急救服务体系,践行"健康中国2030战略",落实医疗卫生改革强基层的方针。总结下来,该院"急救走基层"项目主要有以下成功经验:

第一,坚持"强基层"的国家医改战略方针,抓住了问题的实质。"强基层"是现阶段医改的重点内容之一——完善分级诊疗服务体系的重点内容,属于重中之重,南通一院前瞻性地从"强基层""保基本"中的基层急救入手,可以说从理念上就夺得先机,具有创新性。

第二,进行系统化设计、规划和建设。急救从基层做起,坚持"三基"和"六结合"原则，对师资队伍、培训方式、公益行动等都进行了系统化、科学化的规划和实施，顶层设计和目标完成紧密结合，长期坚持下来，取得成就自然是水到渠成的。

第三，坚持质量优先和打造品牌的理念。该项目坚持以医疗质量管理的理念进行基层急救体系的建设，让老百姓得到了真实惠，18年间逐渐形成了良好的口碑。"金杯银杯不如老百姓的口碑"，这是塑造品牌的重要前提。再配合在国内外进行宣传，最终打造成"公立医院改革的品牌""强基层急救的品牌""医学继续教育的品牌""精神文明建设的品牌"，为各地的三级医院、综合甲等医院所效仿。

**董恩宏**
上海交通大学健康长三角研究院　双聘研究员
上海健康医学院健康管理系　副教授

# 激发基层活力：安徽省滁州市南谯区医疗机构绩效管理模式创新

## 一、背景与动因

在各基层医疗机构全面实施"一类保障、二类管理"后，如何有效破解"懒汉"思维，调动广大医务人员的工作积极性，全面提升基层卫生服务能力？滁州南谯区巧借医改"东风"，积极构建绩效考核新机制，将基层卫生机构绩效管理、院长奖励基金同机构内二次绩效分配有机结合，蹚出了一条"绩效加管理"的新路径。在绩效管理机制的激励下，"多劳多酬、遵纪奖酬、违纪罚酬"的氛围全面显现。广大基层医务工作者更愿意主动投入一线工作之中。

截至2020年底，南谯区辖11个镇、59个行政村、31个社区，总人口达26.4万人，其中8个镇以农村人口为主。目前全区共有乡镇卫生院13家，其中中心卫生院2个，社区卫生服务中心3个。基层在编卫生技术服务人员349人，其中专业技术人员有286人。

2015年之前，基层卫生机构采取的是收支两条线管理，所有收入全部上缴财政。基层卫生机构以医疗为主、公共卫生服务为辅。基层卫生机构的医疗收入要补充人员的绩效工资、住房公积金及各项福利。由于南谯区基层医疗卫生机构受到所处地域、服务人口、人员业务水平及工作积极性等方面的影响，其业务收入普遍不高，大多维持在仅够满足人员"有饭吃"的较低水平上。加之没有采取一整套行之有效的激励措施，从管理层到一般工作人员普遍感到发展无望，情绪低落。因此，提升基层医疗卫生服务能力无从谈起，更遑论提高群众对基层医疗卫生服务的获得感和满意度。

　　针对这一现状，南谯区将基层卫生机构全部纳入一类公益事业单位实行财政保障，按编制内实有人数全额拨付人员经费，包括基本工资、绩效工资、社保经费、住房公积金、双拥奖、文明奖等。为了不让这一财政投入成为养"懒人"的保障，并要更大限度地激发人员的工作积极性，该区随即开始实行绩效管理办法。从2018年起，该区又进一步加强财政保障，建立基层卫生机构与机关单位一样的综合考评奖励机制，使基层卫生工作人员的工资保障与机关单位完全一致。至此，南谯区基层卫生机构的绩效管理机制运行日趋完善，效果愈发显著。

## 二、举措与机制

### （一）领导重视到位

　　南谯区领导高度重视卫生健康事业，该区医改工作实行双组长负责制，出台了系列深化医改工作方案。除连续三年投入综合医改资金超2 000万元外，相继建立健全绩效考核机制，大大激发了基层卫生机构的活力，有力推动了综合医改向纵深发展，让医改成效真正惠及广大群众。

### （二）财政投入到位

　　从2015年起，基层卫生院全部施行财政全额供给。2016年，南谯区财政拨付了基层卫生机构人员（在编在职人员306人，退休人员180人）的全部工资，金额为2 834万元。2018年，南谯区财政共拨付基层卫生机构人员（在编在职人员349人，退休人员169人）的工资4 919万元，三年内财政拨付资金总量提升幅度显著。

### （三）绩效管理落实到位

　　依据《关于印发〈南谯区基层医疗卫生机构绩效管理办法（试行）〉的通知》（南卫计字〔2015〕143号）和《关于进一步完善南谯区基层医疗卫生机构绩效管理办法的通知》，建立系列基层医疗卫生机构绩效考核制度、院长奖励基金制度、卫生院职工二次绩效考核制度、村卫生室（社区卫生服务站）考核制度。2018年，该区用于各基层卫生机

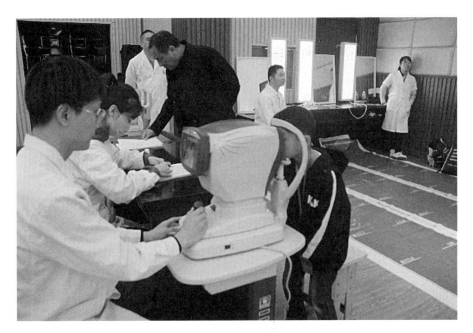

图1　学生常见病筛查

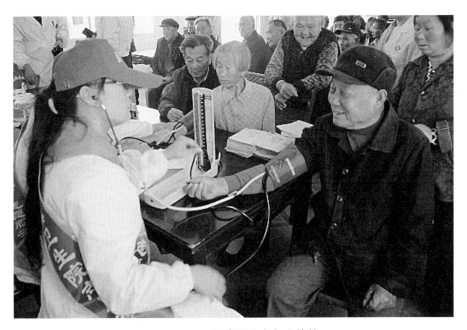

图2　65周岁以上老年人体检

构绩效管理的资金投入总额达435万余元，较2015年增长了3.16倍，全区基层卫生机构绩效管理机制进入良性循环。

### （四）突出"院长奖励基金"

院长奖励基金分配由机构绩效考核和个人绩效考核两部分组成，其中机构绩效考核占70%，个人绩效考核占30%。个人绩效考核主要包括：履职情况、职业道德、管理水平与能力、工作成效、职工满意度等，考核结果与院长（主任）奖励性绩效工资直接挂钩。在2015年度首次实行"院长奖励基金"制度时，该区投入14万元，当年仅2名基层卫生机构负责人获评优秀，另有4人考评不合格，院长奖励基金最大差距为18 000元。至2017年，该项基金投入增长至24.7万元，当年有4位负责人获评优秀，不合格仅1人。考核结果为优秀的院长，其所在医院不论当年收入，还是医院发展、医疗服务能力提升都有明显改观，群众的满意度也有较大提升，院长奖励基金的作用全面显现。

### （五）"机构绩效管理""院长奖励基金""机构内二次绩效考核"互为影响

2017年，院长奖励基金考核优秀的三位院长（主任）所在的龙蟠社区卫生服务中心、乌衣镇卫生院、施集镇卫生院，因"机构绩效管理"与"院长奖励基金"考核互为影响，其所在机构职工的年终一次性奖励平均收入为17 400元/人，较其他基层医疗机构的职工高出20%～50%，同时，上述3家基层卫生机构各自在其内部实行的二次绩效考核中，再次将职工收入拉开差距，年度最大差额达3 600元，彻底改变绩效管理办法实施前基层卫生机构"干好干坏一个样"的沉闷局面，真正实现"干好干坏不一样"，助添干部职工干事创业新动力。

## 三、创新与成效

### （一）职工工作积极性进一步提升

实施绩效管理机制后，一方面基层卫生机构职工的工资得到了保障，并且工资水平有了较大幅度的提高；另一方面职工能够安下心来投入基层卫生事业当中去，更好地为群众提供医疗服务，让群众真正享受到医改所带来的福利。全区2018年基层卫生机构职工绩效工资总量突破570万元，为实行绩效管理机制前的3.31倍，其中沙河镇卫生院在2018年度机构考核和院长奖励基金考核中均被评为优秀，全院年度绩效工资总量突破性地达到了522 000元，为2015年的4.46倍，当年职工的平均总收入已超过10万元。同为机构考核优秀的龙蟠社区卫生服务中心在内部实行"百分制＋固定岗位奖励＋家庭医生签约服务"的二次绩效管理，以按劳分配和重点突出为原则，该中心月度绩效发放最高额与最低额相差3 630元，职工工作积极性被全面调动。

（二）医疗环境以及设备进一步改善

实行基层卫生机构绩效管理办法后，各基层卫生机构的业务收入明显提升，有更多资金用于购买医疗和办公设备，以及改善基层卫生机构的医疗环境。2015年以后，全区各基层卫生机构均开始推进能力提升建设，其中沙河镇卫生院自行购买了全自动生化分析仪、会议桌椅、空调，安装了电子显示屏、楼梯扶手等；施集镇卫生院自行购买了空调、电脑、打印机、复印机，并且改造了卫生院的电路，并对门诊楼进行了粉刷，安装了电子屏幕。这些都让老百姓的就医需求得到了进一步满足，就医环境得到了进一步改善，老百姓也更愿意到基层卫生机构就医。

（三）医疗人才队伍进一步壮大

截至2019年末，全区基层卫生机构共有在编在岗职工349人，其中专业技术人员286人（不含管理岗位的专技人员），占比达81.9%；具备大学专科以上学历的在编在岗职工有203人，占比达58.2%；在编在岗职工人数相较2015年增加了43人，专业技术人员及大专以上学历占比分别增长了18.4%和20.9%。同时，随着基层卫生机构的发展，特别是随着城镇化的推进，辖区内的3个社区卫生服务中心的人员完全不能满足群众看病的需求，但因之前没有财政和绩效管理等保障，无法拿出资金以竞聘的形式聘用更多的医疗人才。绩效管理机制实行后，各基层卫生机构自主聘用人员共增加了60人，其服务能力和主动性大幅提升，使辖区内群众就近看医得到更好的保障。

**（四）争先进位意识进一步提升**

2015年，全区14家基层卫生机构年度绩效考核成绩如下：优秀单位0家，合格单位10家，不合格单位4家。"院长奖励基金"考核优秀的有2人（Ⅰ类单位），奖励标准为18 000元/人；2016年则有2家基层卫生机构、3名院长考核获得优秀，全区基层医疗机构考核平均得分较上一年度增长了9.044分，"院长奖励基金"的奖励标准提升至20 000元/人；2017年更是有6家基层卫生机构、3名院长考核获得优秀，"院长奖励基金"奖励最高标准提升至22 000元/人，该项奖励最大差距拉大至8 000元，全区基层医疗机构平均考核得分也处于持续增长状态，一个"比、学、赶、超"的竞争局面已在基层卫生机构初步形成。2019年，南谯区家庭医生签约人次达81 731，签约任务完成率达108%，超出全市平均水平5个百分点；基层卫生机构诊疗量达到820 000余人次，基层医疗机构诊疗率占比为68.71%，位居全市第一；年业务收入增长幅度连续三年超13%。

**（五）社会影响进一步扩大**

近年来，南谯区被评为安徽省妇幼健康优质服务示范区，沙河镇中心卫生院荣获全国满意乡镇卫生院称号，龙蟠社区卫生服务中心被评为省级示范社区卫生服务中心。南谯区通过施行绩效管理办法，干部职工进取意识和基层卫生机构活力都得到了质的飞跃，由此产生的医疗服务水平和服务意识的提升，更得到了群众的普遍认可。在2020年开展的市级群众满意度调查中，该区卫生健康服务满意度达92.7%，位于全市领先水平。

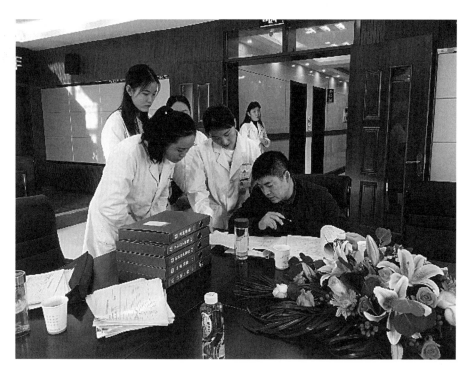

图3　省级示范社区卫生服务中心评审现场

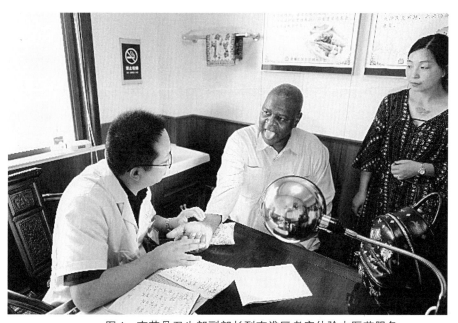

图4　南苏丹卫生部副部长到南谯区考察体验中医药服务

## 四、启示与展望

### （一）褒奖优秀者

南谯区将完善现行的绩效管理办法，进一步出台奖励政策，进行全系统的评优评先、立功表彰、通报表扬，每年对于系统内的医疗工作成绩突出者给予奖励，让水平高、愿干活、干好活的医疗工作者们在精神和物质上都能得到实惠，以此提高他们的工作积极性。

### （二）提高自主奖励权

根据医疗体制改革方案的总体要求，在目前绩效管理的基础上，进一步扩大绩效奖励资金池，统筹用于绩效奖励，扩大基层卫生机构的自主奖励权限，充分体现多劳多得，在基层卫生机构内部形成良性的竞争，让基层卫生机构向更好的方向发展。

### （三）向村级考核纵深推进

结合村医队伍建设工作，逐步将绩效考核管理向村级卫生室推进，一方面积极争取财政资金的进一步保障；另一方面试行"乡管村用"机制，统筹将村医纳入管理范围，从而全面提升基层卫生服务能力。

（报送单位：安徽省滁州市南谯区卫生健康委员会）

## 专家评析

基层医疗卫生服务机构在满足人民群众健康需求、促进健康公平中发挥托底的功能。《"健康中国2030"规划纲要》和《健康中国行动（2019—2030年）》都明确提出实施健康中国战略应"以基层为重点"。基层医疗卫生机构实行收支两条线管理，虽然有利于实现公益性目标，但容易导致"养懒人"现象，不利于基层医疗卫生服务能力的提升。

南谯区高度重视基层医疗卫生服务能力建设，创新绩效管理模式，充分发挥基层医疗卫生人员的积极性、主动性和创造性，取得了良好的成效。该绩效管理模式具有以下特点：第一，以财政保障为基础。南谯区将基层卫生机构全部纳入一类公益事业单位实行财政保障，为绩效管理提供了经济基础。第二，突出"院长奖励基金"的作用，发挥院长在基层医疗卫生服务能力建设中的核心作用。第三，拉开绩效差距，力图形成"比、学、赶、超"的竞争局面。

基层医疗卫生服务的直接产出是医疗服务和公共卫生服务，但居民真正的需求是健康服务。基层医疗卫生服务机构绩效管理的价值理念应从"治疗疾病"向"健康保障"转变。南谯区在这一方面进行了有益探索，为我国基层医疗卫生服务机构优化绩效管理改革提供了典型经验。

**龚秀全**

上海交通大学健康长三角研究院　双聘研究员

华东理工大学社会与公共管理学院　教授

中国劳动经济学会保险福利分会　常务理事

中国医促会健康保障分会　理事

上海劳动社会保障学会　理事

上海劳动社会保障学会社会保障专业委员会　常务副主任

重点人群篇

# 架起精神疾病患者回归社会的桥梁：江苏省淮安市精神病院日间病房服务模式创新

## 一、背景与动因

精神疾病是指在各种生物学、心理学以及社会环境因素的影响下，大脑功能失调，导致认知、情感、意志和行为等精神活动出现不同程度障碍为临床表现的疾病。精神疾病病程长，呈慢性迁延性，治疗后复发率高，对患者本身及其家庭、社会均造成了严重的负担。临床医学能通过药物等方法控制患者的大部分精神病性症状，但有部分症状如情感淡漠、执行功能下降等，特别是精神障碍患者患病后，因所患疾病的影响，导致的不同程度的社会功能缺陷，家庭角色能力降低，社交、求职技能减退甚至缺失，可能造成一定程度的经济和健康损失，使得患者康复的路变得漫长而坎坷，还会因此面临歧视。这必然会不利于患者病情的稳定与治愈。而因患者病情的波动带来的不良影响时有发生，甚至发生肇事肇祸现象，也给患者及其家属、社会均造成较大影响。

根据2018年残疾人事业发展统计公报数据显示，2018年全国持证精神残疾人达150.8万人，残疾人康复机构数为9 036个。其中，3 024个康复机构提供智力残疾康复服务，提供精神残疾康复服务的康复机构仅有1 962个。淮安市地处江苏苏北地区，经济发展相对较差，精神障碍患者的社区康复工作相对滞后，目前全市登记在册的严重精神障碍患者有2万多人，持证精神残疾人有2.7万人。淮安市精神病院所在地——清江浦区（原清河区）有持证精神残疾人1 297人，其中绝大多数病人只有通过专业化的社区康复训练，才有可能重返社会。尽管市、县（区）包括许多乡镇（街道）都建有残疾人康复训练场所，但一直没有实际意义上能开展精神障碍患者社区康复的机构，其主要原因如下：
一是缺少专业的具备精神康复知识的专业人才；二是受传统观念的影响，对精神病人歧视的现象仍然存在，给本地区的精神障碍患者康复带来一定的影响。尽管政府相关部门也在积极改善精神残疾人康复工作推进状况，出台了相应的文件，但工作进展不太理想。

研究表明，通过系统的、专业的康复训练，不但能改善精神障碍患者因疾病导致的社会功能丧失，更是对维持药物治疗效果、促进病情稳定有着非常重要的作用。《国家精神卫生工作计划（2015—2020年）》把改善精神病服务系统和提升服务本领作为重要目标，针对目前患者社区康复工作的现状，淮安市精神病院作为一所三级精神专科机构，于2016年在充分调研的基础上，经过与医院所在地——清江浦区残联充分沟通，决定共同举办社区精神残疾人康复机构，为辖区内因精神障碍造成残疾的患者提供康复服务，协助患者走好全面康复的"最后一公里"。

## 二、举措与机制

精神科的日间病房是帮助患者从医院过渡到社会的一种新型模式，为患者提供白天到医院接受各种心理康复治疗，晚上回家和家人一起生活的一种特殊医疗服务，是患者从医院回归社会的一个中转站，是连接医院治疗与社区康复、家庭康复乃至回归社会的一个重要桥梁。淮安市精神病院精神科日间病房以社会工作理念开展患者社会交往和生活技能训练，主要应用教育、医学、社会、职业等一切可能的措施，对已形成残疾的精神障碍患者进行反复引导、训练和治疗，从而使患者获得躯体功能、心理功能、职业能力、社会功能的恢复，旨在使患者提高生活自理能力，提高社会交往能力，最终回归社会，恢复正常生活。精神科日间病房主要的工作内容及工作机制如下：

（1）调研服务需求，对本辖区内确诊的精神病人及其家属进行病人康复现状及康复需求的调查。

（2）与辖区残联进行沟通,建立合作开展精神障碍患者康复服务工作机制。

（3）制定康复中心工作制度、人员职责、招录方案及相关文书,面向社区发布招录通告。

（4）与照顾者一起进行评估,评估的内容包括病情、文化程度、病前兴趣爱好、目前状况等。

（5）安排康复训练基地,建设多个模拟社会活动场所用于病人的康复训练,如小型超市、爱心厨房、手工操作室、文化教室、娱乐治疗室、农疗基地等。

（6）选派具有精神科临床技能的医护人员到北京回龙观医院、上海精神卫生中心等国内知名机构参加精神康复专业技能培训。

（7）编制康复训练项目操作手册,对所有患者的康复训练实施同质化管理。

（8）中心实施定期查房制,每周对患者的康复效果进行一次评价,适时调整康复方法与项目。

（9）建立康复中心与家庭合作机制,每月召开一次家属座谈会,交流患者康复信息。利用微信搭建康复中心与家属交流的平台,将每天的康复内容由中心向社区、家庭延伸,确保患者康复效果的连续性。

（10）建立康复中心与残联的联动工作机制,定期召开康复中心与残联工作人员、社区残疾人工作专职委员联席会议,通报工作情况,会商解决工作中遇到的问题,持续改进工作质量。

### 三、创新与成效

由专业机构开设的精神科日间病房,立足于社区开展精神障碍患者的康复服务工作,将面向精神障碍患者的服务实施专科医疗机构与社区无缝对接,取得了较为满意的效果。

大部分精神科专科机构对严重精神障碍患者采取封闭式治疗，缺少针对患者社会功能缺失以及如何回归社会的康复训练，患者即使出院也未达真正意义上的痊愈，而因社会功能未恢复而形成了精神残疾。借助日间病房，患者白天到医院接受康复训练，晚上回家与家人一起生活，这种形式的优势十分明显：一是可以帮助患者持续改善对疾病的认识，维持治疗效果；二是通过药物自我管理训练，提高患者对服药重要性的认识，强化患者服药的主动性；三是在专业人员的指导下，通过个性化的康复训练方法，不断校正其因疾病导致的社会家庭功能缺失；四是通过同伴互相鼓励、互相支持，提高康复的信心；五是通过机构与家庭互动，保证了康复的连续性，从而为患者顺利回归社会提供了保障。

日间病房实施后成效明显，各方满意度较高。

一是政府满意。医院所在地清江浦区曾将此项工作列为政府为民办实事内容之一；市政府分管医疗卫生副市长及省、市民政和残联领导多次到康复中心视察指导工作，对中心开展的康复工作成效给予肯定，先后有本市各县区及新疆建设兵团残联组织人员来中心参观学习。

二是社会满意。患者通过在中心康复训练，病情持续保持稳定，复发率明显降低，对社会形成的不良影响基本消除，为社会稳定做出了较大贡献。

三是家庭满意。患者到康复中心进行康复训练后，减轻了家属看护的压力，让家人无后顾之忧正常参加工作，同时康复患者的家庭职能、个人生活自理能力得到恢复后，能协助家人分担部分家务劳动，甚至在特殊时候能承担起照顾家人的责任。其中有一家姐弟三人均在中心接受康复训练，其父母均年近八旬，在姐弟三人参加为期一年的康复训练后，在其母亲生病期间，姐弟三人能做好分工，承担了住院陪护、生活保障等责任，极大地减轻了家庭的经济负担，也促进了家庭的和谐。

### 四、启示与展望

由于精神障碍患者的特殊性，其康复过程中遇到的问题远较其他残疾人多，这也是社区精神障碍康复站建设较为困难的原因之一。但是，如不能保障精神障碍患者的有效康复，将导致更多、更严重的健康后果甚至是社会影响。因此，在经过几年的实践后，我们认为，由精神专科机构参与，开设日间病房助力精神障碍患者康复的做法，值得推广。但在日常工作中也存在一些问题。

首先是经费保障问题。目前尽管辖区政府每年以政府购买服务的方式提供近100万元经费用于日间病房运营，但离实际需要仍相距甚远。日间病房的硬件投入、专业人员配备等均通过医院内部协调，部分专业康复人员由医院内部招募志愿者担任，单靠目前辖区政府提供的经费很难规范开展病人服务工作，也很难将规模进一步扩大。

其次是来中心康复的病人的交通问题。该问题限制了中心的覆盖范围，即不能太广，因为家属接送困难，这样受益人员就只能是到中心交通相对方便的病人。

最后是社会公众认知问题。用于病人康复训练的场所设置在专科医疗机构内，部分病人及家属由于病耻感等因素的影响，对医院有一定的排斥心理，再加之对这种新型康复训练模式认识不足，因此对设立在专科医疗机构内的康复训练中心存在顾虑，主动参与的积极性受到一定的影响，需通过多种形式广泛宣传精神疾病日间康复的作用、目的和效果，特别是直接接受康复训练的病人及其家属现身讲解，对提高社区精神障碍患者及其家属对康复的认识将起到积极的作用。

根据近几年来的工作体会，为了达到精神障碍患者"人人享有康复服务"，我们建议加强精神障碍患者特别是精神残疾人康复服务的组织网络建设。一是政府、社区应提高对此项工作的认知，将精神障碍患者的康复工作作为民生实事来抓。二是应建立全社会共同参与精神障碍患者康复的工作机制，由政府相关职能部门、社区、专科医疗机构共同做好精神障碍患者社区康复站建设，政府安排专项工作经费，社区提供符合要求的固定场所及服务人员，医疗机构提供专业技术人员，共同做好社区精神障碍患者的康复工作。三是加大宣传力度，广泛宣传精神障碍患者社区康复的意义，提高社会公众对精神障碍患者康复的认知，调动社会各界参与的积极性，要对患者及其家属做好思想工作，减轻他们的顾虑和自卑心理，尽可能消除患者及其家属的病耻感，在一定程度上减少患者康复工作的障碍。

（报送单位：江苏省淮安市精神病院）

## 专家评析

　　精神康复不仅仅是针对精神疾病的治疗，同时还包含运用各种康复训练的方法和手段，帮助患者实现社会功能的恢复，使其更好地融入社会。目前，我国已经开始重视并发展精神康复，但是具体的康复途径与康复服务模式仍处于探索阶段。部分地区学习国外的社区精神卫生服务模式，采取社区精神康复的模式，并取得初步成效。在现阶段，我国精神康复仍然面临着经费短缺、人才缺乏、模式单一、运转不畅等诸多问题。

　　淮安市精神病院根据自身特点，创造性地推出精神科日间病房的服务模式。在该模式中，精神疾病患者白天到医院接受各种心理康复治疗，晚上回家和家人一起生活。精神科日间病房成为患者从医院回归社会的一个中转站。这一康复模式是促使患者回归社会的可行性较强、成本较低和覆盖面较广的有效手段，具有一定的借鉴与推广意义。

在今后的发展中,建议结合社区精神卫生服务体系的建设,动员各方力量,继续深入推进精神康复工作,包括投资兴建精神障碍患者的康复机构,如庇护工厂、农疗基地等,以期为患者提供更丰富多样的社会功能康复训练场所。

蒋　锋

上海交通大学健康长三角研究院　专职研究员

# 整合性思维谋破局：江苏省南通市第六人民医院打造老年健康服务体系的实践

## 一、背景与动因

人口老龄化是我国正面临的严峻问题，对长三角地区经济发展更是巨大的挑战。江苏省是全国最早进入老龄化社会的省份之一，也是全国老龄化程度最高的省份。截至2015年，江苏省户籍人口中60岁以上老龄人口已超过户籍总人口的21.36%，高于全国5.26个百分点。南通市的老龄化程度位列全省之首，据《南通市2017年度人口发展情况分析》显示，南通市老龄化程度正进一步加深。截至2017年末，全市常住人口中，60岁及以上老年人口达208万人，占全部常住人口的比重达到28.47%。

作为市级老年病专科医院，满足全市老年人不断增长的医疗服务需求，发展老年病诊疗专科特色，解决好老年人的医疗、保健、康复、颐养问题，是我们面临的重要课题，也是老年病医院的职责所在。在医院，我们面临这样的困境：老年患者越来越多，且多病共存、多药共用；不仅并发症多，而且占床时间长，出院以后没过多久又来住院，周而复始。在此背景之下，MDT机制的介入十分必要。实际上，这部分患者要么分散在各个专科分而治之；要么扎口收治，全由老年科一个科室孤军作战。庞大的患者群体给MDT造成了组织难、协调难、延伸难的困境。日益激增的老年患者群体、低效的老年健康服务体系，以及一系列由老年患者导致的社会资源消耗和损失，均倒逼我们要努力探索新型的老年健康服务体系。

习近平总书记在党的十九大报告中提出，要实施健康中国战略，为人民群众提供全方位全周期健康服务。这意味着传统医院医疗服务模式将面临新的变革。对标国家卫健委"探索建设整合型老年健康服务体系"的重点工作任务,南通市第六人民医院作为江苏省地级市唯一一家三级老年病医院,将整合思维渗透到老年健康的各个领域。自2015年1月起,医院积极对标老年群体的健康需求,探索性地打通"院内—医联体—医养联合体—老年健康"相关领域的服务链,通过协同、整合和延展,打造整合型老年健康服务体系建设。

## 二、举措与机制

"要有效应对复杂健康影响因素的挑战,不能只依靠医疗卫生系统'单打独斗',必须树立大健康的理念,把健康融入所有政策。"南通市第六人民医院自2015年1月起,院内通过"专科协同化、学科学部化、医疗连续化、服务全程化",努力形成示范性老年健康模式、老年病诊疗机制和人文特色。院外落实三级老年病医院社会服务功能,广泛连接所有健康服务提供方。通过"互联网 + 医疗"的创新实践,以及医养一体化、健康生态化等老年健康服务,打造以老年疾病为靶向的多学科交叉融合、以老年患者为中心的全医疗服务链整体协同,以及以老年健康为核心的健康全过程服务协同,让老年人有了更多的健康获得感和生活幸福感,同时也更好地整合区域健康服务资源。

（一）聚力整合,打造以老年健康为核心的多学科医疗服务集成

随着年龄的增长,老年人的机体出现一系列衰退性的变化,老年病患者常常多病共存,多药联用、多脏器衰竭、多并发症的现象非常普遍。围绕老年疾病谱,针对老年疾病的复杂性,南通市第六人民医院充分发挥专科特色,强化老年相关病诊疗能力,打破学科和专业壁垒,发展老年特色多学科联合门诊,如老年复杂疾病联合门诊、肺结节联合门诊、头痛头晕联合门诊、慢性腹泻与便秘联合门诊与脑卒中一体化门诊、糖尿病一体化门诊,将局部单一诊治扩充到整体综合诊治,努力提高老年

病患者的诊断效率。同时，以老年重点病种为单元，进一步加强临床中心化建设，如将"神经外科、神经内科、康复医学科"设置在同一诊区，组建了包括脑科中心在内的7个老年疾病诊疗中心，建立和完善单病种多学科病例讨论和联合查房、联合病情评估制度，广泛开展临床康复（医护康养一体化）、快速康复外科、临床药学进临床、中西医结合等多学科协作项目，推进专科协同化。在此基础上，医院还成立了老年医学学部、肿瘤学部、感染学部，整合相近、相通学科、实验室及科研平台，开展联合课题攻关及多中心研究。医院内部多措并举的聚力整合，既有效地提升了医院老年疾病的综合诊疗水平，也通过为老年人提供连续性、全方位、多层次的综合诊治服务，提高了老年患者的就医获得感。

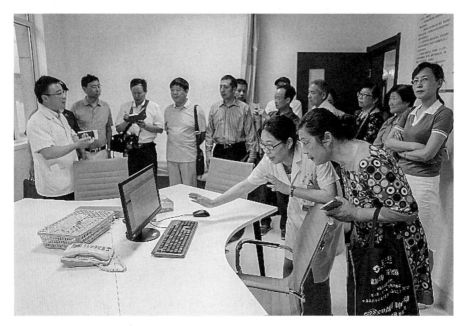

图1　现场参观南通市第六人民医院服务体系流程

（二）社区联动，形成以医联体为纽带的老年医疗连续性服务模式

针对医疗健康行业长期存在的医疗卫生资源分布结构不合理、卫生服务体系碎片化、大医院人满为患、社区卫生服务中心门可罗雀等问

题，南通市第六人民医院积极落实卫健委分级诊疗总体部署，在市、区两级卫健委的大力支持下，与幸福街道社区卫生服务中心联合设立一体化老年病科联合病房，由医院委派科主任、护士长以及高年资医护人员，对联合病房实施一体化管理，以合作共建的形式将医院的老年病中长期照护与社区服务中心的老年人慢病管理进行有机整合，实现老年病及慢性病从预防、治疗到康复全过程的整合管理。"南通六院·幸福联合病房"自2019年1月初试运营至今，共收治辖区及市六院下转老年患者300余人，同时也极大地方便了相邻的市北护理院、市北养老院500余名老人的看病就医需求。此外，医院还积极推广社区管理计划。在崇川区卫健委的支持下，医院利用市老年大学临街两层建筑，设立直属型社区卫生服务站——新城桥街道启秀社区卫生服务站，并以此为依托，与南通市老年大学联合打造老年智慧健康服务示范基地，以健康老龄化和积极老龄化为目标，打造集老年人"健康促进、预防保健、慢病防控、急性医疗、康复指导"于一体的老年健康全面支持服务平台等。结合《健康中国行动（2019—2030年）》，落实高血压、高血脂、糖尿病

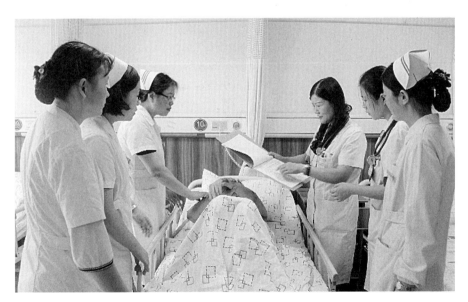

图2　临床指导照护老人实践

等慢性病、常见病患者社区健康管理计划，开展远程健康监测、分析评估、预防维护、早期干预等，做到预防与控制于一体。

**（三）医养衔接，构建以老年健康联盟为载体的医养服务协同**

近年来，随着大健康理念的逐渐普及，养老问题成为社会的关注热点。作为市卫健委直属具有老年病专科特色的三级公立医院，南通市第六人民医院积极响应国家、省、市有关分级诊疗和医养结合的总体要求，以"健康纳入所有"的创新思维，围绕老年疾病的健康促进、健康管理、治疗康复、护理照料、临终关怀等健康需求谱，打造医疗连续化、服务全程化、康养一体化、健康生态化的老年健康服务集成。2018年，医院在大力推进分级诊疗模式的同时，积极创新医养联盟（老年健康协同环），加强与基层老年医院、康复医院、社区医疗护理机构、养老院、安宁疗护机构之间的服务衔接，为区域内养老机构提供医疗保障和急救、转诊支撑，探索建立医、养、护、康深度融合的老年健康服务模式。医院先后与南通市阳光养老公司、安体护理院、市北养老院、银城康养护理院

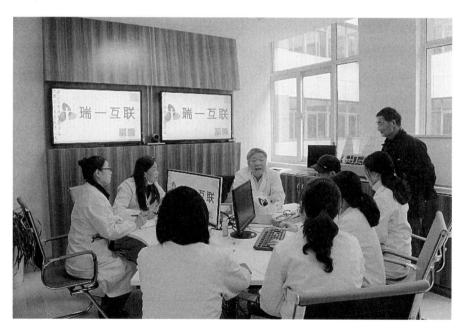

图3　专家团队联合讨论

签订医养联合体协议,从医疗技术、双向转诊、人才培养、继续教育、医疗巡诊、康复服务等方面提供技术支持;与通州南山老年病医院及其一体化建设的南通通州南山护理院、南山颐养院签订整体托管协议,结成紧密型医联体。南山颐养院和南山护理院目前在院老人近300人,将努力打造江苏省首家集颐养、护理、医疗、康复四位一体的医养综合体。同时,医院在联盟内常态化组织老年医疗健康继续教育项目,支持养老机构的医护人员到医院进修、培训,鼓励医院专业技术人员下沉到医养结合机构多点执业,在职称聘任、绩效分配和推荐评优等方面给予优惠政策。2019年9月,医院在前期建立良好医养协作关系的基础上,与8家护理院结盟,牵头成立了南通市首个医养结合联合体。

### (四)线上集成,探索以互联网医院为载体的远程医疗协作网

为最大限度地帮助医养联盟单位提高医疗保障水平,除了常规的线下医疗支持外,南通市第六人民医院以"数字健康"驱动改革创新,大力发展"互联网+医疗健康",构建"上下联、信息通"的运行新模式,为构建整合型医疗卫生服务体系赋能。从2018年4月起,医院积极探索以互联网医院建设为载体发展远程医疗协作网,自主开发完成包括网络视频问诊、网络医嘱管理、药事服务、远程门诊、MDT多学科会诊、双向转诊、远程影像、远程超声、远程教学、健康管理、慢病管理等功能完善的整合型互联网+医疗健康服务平台。以互联网+智慧医疗为发展契机,建立医养联盟远程会诊、影像、病理、心电等检验检查共享平台,实现医养结合联合体内服务供给一体化,医疗质量、养老服务质控同质化和检查检验结果互认。发挥"互联网+"在医养结合领域的跨界融合作用,充分应用互联网、多媒体影像、移动健康信息采集终端技术等现代智慧医疗手段,为联盟单位提供远程医疗、慢病管理、安全监护等服务。在联盟内部建立顺畅的双向转诊机制,建立互联互通的床位信息共享机制,统筹急性期医疗、中长期照护床位资源的配置。

为了更加精准地对接和满足老年患者慢性病、常见病线上健康服

务的需求，为了有效应对我国老年病、慢性病人数的上升，医院利用人工智能、互联网、大数据等新兴信息技术，结合老年病的防治和健康管理规律，设计和研制基于大数据驱动的老年病防治与健康管理应用共享平台。未来，医院还将利用健康大数据信息建设的契机，推动与南通市区域健康平台以及综合为老服务平台对接，激活个人健康档案，为各类人群提供健康管理、慢病管理服务，并为医院搜集老年慢性疾病预防、诊疗、康复的基础情况提供丰富的数据资源。目前，医院因"老年病大数据应用示范中心"项目而成功入围江苏省大数据临床应用建设示范单位。

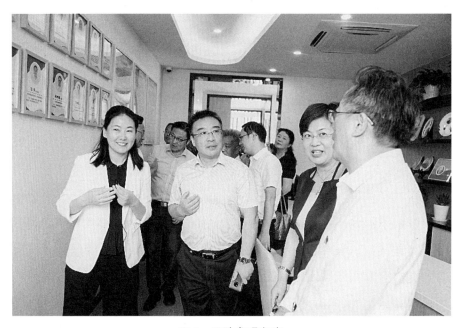

图4　团队参观交流

## 三、创新与成效

创新整合型老年健康服务供给模式的创立，使得多学科协作成为南通市第六人民医院疾病诊疗特色和常态运行机制，医院专病联合门诊年门诊人次、院级MDT开展例次、临床康复融合例次明显增长，医疗业务指标增长位居全市前列；医院诊疗效率得到有效提升，药占比和患者平均住院天数分别下降15.1%和2.3天；患者的就医体验明显改善，第三方调查的患者对医院满意率逐月上升，并在全市25家医院中多次位列第一。医院的整合型医疗服务模式受到了媒体的积极关注，国家、省市卫健委等各级领导来院调研整合型老年健康服务体系建设，并给予充分肯定。医院被国家卫健委表彰为优质服务和人文关怀示范医院，被列为省级老年病大数据临床应用示范中心建设单位，被表彰为南通市信息化建设先进单位。医院的医护康协同项目在2018年江苏省品管圈大赛中荣获二等奖；"MDT的多维构建：整合型老年健康服务体系建设"获得由国家卫健委指导、健康界主办的2019全国医院擂台赛（城市类）华东赛区"着力推广多学科诊疗服务"主题十大价值案例。2019年9月，医院被表彰为第三届江苏省"敬老文明号"。2019年10月，医院成为南通首家也是江苏省为数不多的获得互联网医疗服务资质的医院。2019年11月，医院的"互联网医院助推整合型老年健康服务体系建设"获得2019年江苏省医院协会互联网＋医疗服务专业委员会2019学术年会优秀创新案例三等奖。医院的老年患者整合型健康服务体系建设得到同行的充分认可，医院领导应邀在苏皖地区院长峰会、长三角医疗一体化发展医联体联盟会议上做探索整合型医疗服务体系建设的报告。

## 四、启示与展望

南通市第六人民医院在改善医疗服务的实践中积极应用整合医学理念，广泛推广老年患者MDT多学科诊疗模式，从病例讨论环节到病人的全模式管理，从自发组织到形成固定的团队，从联合门诊到多学科诊疗中心的建立，从专科协作到学科之间的整合，医院的多学科协作从弱到强，逐渐渗透到医教研的各个领域，由院内延展到医联体、医养结合体，不但让老年病多学科协作成为医院疾病诊疗的特色和常态，更是创造性地推动了老年整合型医疗服务体系建设，对于进一步推动老年病多学科协作的理论和实践研究，更好地满足老年群体的健康需求，具有重要的意义。

　　然而实践中也发现了一些问题。目前整合型老年健康体系建设还处于摸索阶段，尚未形成完善的发展思路与整合模式。南通市第六人民医院作为地区唯一一家三级老年病医院，全面落实习近平总书记"以人民健康为中心"的总要求，主动顺应由"被动看病"向"主动健康"转变，探索建立整合型老年健康服务体系，具有整合方案详细、机构功能定位明确、资源统筹合理及整合方式新颖等优势，但在实际运行过程中，也存在老年患者分级就诊引导不到位、机构参与整合服务的积极性不高等问题，建议进一步加强医保和价格措施对老年患者分级就诊的引导，完善医联体、医养结合联合体之间的激励机制、人力资源统筹、医保支付引导机制，调动体系内相关各方参与整合服务的积极性，为老年患者提供连续、可及、综合、协调的健康服务。

　　2019年，医院被江苏省卫健委列为"省级老年病大数据临床应用示范中心建设单位"。以此为契机，医院将启动互联网医院健康管理、慢病管理中心建设，结合老年病、脑卒中、糖尿病一体化门诊，形成一级、二级预防与临床诊疗紧密结合的全周期健康服务闭环模式。同时，利用互联网医院医联体信息互联互通、院后随访、慢病管理等功能，针对高血压、糖尿病等老年患者多发病、常见病，探索医院——社区——家庭三位一体的老年慢性病健康服务模式。未来，将以"老年健康联合体""老年医学学会""互联网医院慢病管理"三位一体的老年健康标准化体系建设为抓手，继续推动整合型老年健康服务体系在更广的领域中实施，争取医保支付的政策支持，进一步完善日间手术、慢病"长处方"等制度，在节省医保资金的同时，减轻病人的医药费负担，并加快延伸"临床研究"内涵和课题转化，让"健康融入所有，健康连接一切"，让老年群体获得更全面的健康呵护。

（报送单位：江苏省南通市第六人民医院）

## 专家评析

　　我国目前人口老龄化程度较为严重,解决好老年人的医疗、保健、康复、颐养问题,既是医院面临的重要课题,也是全社会的责任。南通市第六人民医院基于MDT思维建设整合型老年健康服务体系,旨在提高服务效率,提升老年人的健康水平,是对新型老年健康服务模式的有益探索。

　　该模式有四个亮点。第一个亮点是医院内部多措并举、聚力整合,提升老年疾病综合诊疗水平。如多学科联合坐诊,临床中心化建设,多学科联合讨论病例,联合查房、联合病情评估制度以及推进专科协同化等。第二个亮点是借助社区力量,建立联合病房,医院、社区实施一体化管理,并设立直属型社区卫生服务站,打造老年智慧健康服务示范基地。第三个亮点是医养衔接。积极创新医养联盟,加强与康复医院、护理机构、养老院等之间的服务衔接,探索医、养、护、康深度融合的老年健康服务模式。第四个亮点是大力发展"互联网＋医疗健康"模式。发展远程医疗协作网,开发整合型互联网＋医疗健康服务平台等。

　　南通市第六人民医院的整合型老年健康服务体系建设有三个方面的经验可供其他地区借鉴:第一,医疗机构和社区、护理机构、养老院等多组织联动、群策群力,而非医疗机构单打独斗。第二,医院以提升诊疗水平为目标,进行了多项改革,如发展多学科联合坐诊、联合查房、联合病情评估制度等。第三,顺应时代发展,充分利用大数据技术提高医院效率,为老人提供更快、更好的健康服务。

**杨　帆**

上海交通大学健康长三角研究院　双聘研究员

上海交通大学国际与公共事务学院　副教授

# 政社联动：浙江省温岭市村级儿童
# 健康发展基地模式探索

## 一、背景与动因

温岭市地处浙江东南沿海，是浙江省台州市所辖县级市，是浙江省实施妇女儿童"十二五"发展规划示范县（市、区）之一。温岭市先后获得"全国农村综合实力百强县（市）""全国农民收入先进县市""国家级可持续发展实验区"等称号。温岭市2016年被评为"国家妇幼健康优质服务示范市"，2017年荣获"国家卫生城市"称号。温岭下辖5个街道、11个镇、90个社区（居）委会、579个行政村。2019年，全市户籍人口达122.21万人，流入人口达38.5万人，流出人口达13万人。截至2019年末，全市共有在校流动儿童33 319人，占在校学生总数的29.75%。温岭市母婴健康素养调查数据表明：家庭的婴儿带养知识不足、留守儿童的主要监护人普遍年龄偏大，且亲子分离对不同年龄儿童的健康产生不同程度的影响，这些危险因素的存在都将影响儿童健康发展。

儿童是国家的未来，儿童的健康发展关系亿万家庭的幸福。党和政府始终高度重视儿童健康发展，从战略高度谋划儿童发展事业。2011年，国务院印发《中国儿童发展纲要（2011—2020年）》，确定了健康、教育、福利、社会环境、法律保护五个发展领域及各领域的主要目标和策略措施，以保障儿童的生存、发展和其他权利，提高儿童的整体素质。受社会经济和卫生事业发展水平等诸多因素的影响，我国不同地区呈现出儿童健康水平不平衡现象。比如儿童营养状况存在明显的城乡差异和地区差异，农村地区儿童低体重率和生长迟缓率约为城市地区的 3 ～ 4 倍。2014 年，国务院办公厅印发《国家贫困地区儿童发展规划（2014—2020 年）》，倡导以健康和教育为重点，帮助贫困地区儿童与其他孩子一起公平"起跑"。2019 年 8 月，国家卫生健康委妇幼司相关负责人指出，投资儿童早期发展是缩小城乡和地区差距、从根本上阻断贫困代际传递的重要战略举措，强调要通过实施妇幼公共卫生服务项目，不断提高儿童医疗保健服务水平，保障儿童的生存和发展权益。

## 二、举措与机制

温岭市按照"建机制、保基本、找差距、补短板"的十二字方针，自 2016 年起创新探索农村儿童健康发展服务模式，为儿童提供全方位、全周期健康服务，积极探索地方特色的农村儿童守护之路。村级儿童健康发展基地成为农村儿童健康发展工作的基层主阵地，是打通儿童健康服务的"最后一公里"。

### （一）管理体系

#### 1. 建立政策体系

将儿童健康发展工作纳入市政府儿童发展"十三五"规划，发布《温岭市"村级"儿童健康发展基地试点工作方案》，明确"政府主导、社会参与、面向家庭、服务儿童"的发展思路，倡导以生理、心理健康为主题的科学育儿理念，建立守护家庭健康、促进家庭文明的妇幼健康和家庭发展工作目标。

#### 2. 建立领导小组

建立市、镇两级农村儿童健康发展基地建设工作领导小组。市级领导小组由分管副市长任组长，市卫健、市妇联、团市委、市红十字会四部门相关人员共同参与；镇级领导小组由分管镇长任组长，社管办主任、妇联主席、示范点所在村（居）书记为副组长，镇（街道）相关工作人员、村卫健服务员（或妇女主任）为组成成员，明确各部门、镇（街道）社管办、妇联主席、村级管理员等主体的职责。

3. 建立志愿团队

统一组建以市妇保院专业技术人员、市红十字会志愿者为主的讲师团，分期分批赴各基地开展面对面服务。镇一级建立以卫健服务员为主体，计生协、非政府组织等社会组织共同参与的志愿者服务队，开展常规性活动。通过召开基地建设工作推进会、儿童健康促进工作会等会议，相关部门联合颁发市级师资聘书，志愿服务团队成员接受专业培训，基地间开展经验交流等措施，持续推进志愿服务团队建设。

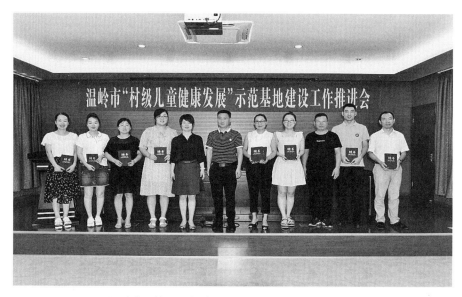

图1　温岭市"村级儿童健康发展"示范基地建设工作推进会

（二）运行体系

1. 基地运营模式

基地依托村文化礼堂、儿童之家，建有家庭图书分馆、健康教育室及儿童户外活动场地。为确保基地活动有序开展，各基地管理员通过建立儿童花名册及特殊儿童名册，及时掌握服务对象的实际情况。充分发挥村级卫生健康服务员网底优势，遵循普惠原则，动员基地所在村的妇女和儿童积极参与活动。建立宣传平台，利用微信公众平台、微信群发布活动信息。建立儿童健康发展基地活动制度、儿童安全看护制度、物资管理制度、志愿者服务队建设制度、家庭图书分馆借阅制度。组建志愿者服务队,吸纳卫技专业、幼教专业技术人员参与。年初安排全年活动计划,基地活动每月至少开放两次。有条件的基地同时创建家庭图书分馆,由市图书馆提供流动书籍配送服务。家庭图书分馆每周开放12小时以上,为辖区内儿童提供课外阅读和家庭亲子阅读的场所。基地配有休息场所,有幼儿活动专区,内设幼儿玩具。基地负责人充当周末临时照护服务人员,指导和协助农村家庭开展儿童照护服务。

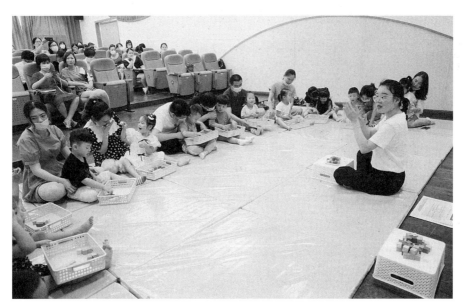

图2　家庭养育辅导现场

2. 市级卫生健康服务情况

建立市级卫生健康发展服务清单,为各基地提供菜单式服务,市妇保院结合创建省级儿童早期发展示范基地活动,为各基地建立孕期至生后3岁全程服务体系,开展0～3岁儿童生长发育评估筛查、营养评价、心理行为测试,为4～10岁儿童开展传染病防治、五官保健、意外伤害防护等健康服务。相关镇(街道)卫生院在全国首创村

级健康小屋，为辖区儿童开展健康体检。市妇保院通过开设多动症
科普宣教和家长情绪管理等课程，为语言发育迟缓的自闭症儿童等
特殊群体提供有针对性的指导干预。市红十字会提供红十字运动知
识、意外伤害的应急救护、紧急避险与逃生的培训与演练，让儿童从
小接受人道教育和安全教育。市逸嘉心理咨询服务中心针对特殊儿
童开展咨询服务，提供青少年亲子关系辅导、危机干预、青少年学习
能力提升服务。

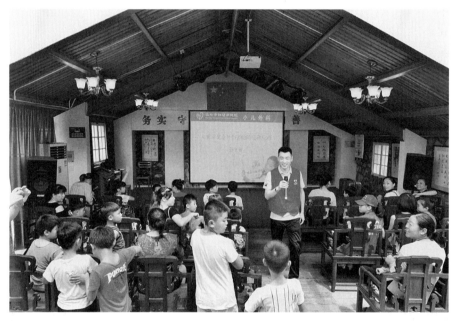

图3　温岭市妇幼保健院科普活动现场

### 3.镇级卫生健康服务情况

辖区卫生院提供0～6岁儿童健康管理服务、预防接种、常见病、多
发病的诊治，结合国家基本公共卫生服务使用ASQ方法为0～3岁儿
童提供生长发育筛查和监测，对发育偏离或发育异常的儿童做到早发
现、早诊断、早治疗。为家庭育儿提供指导，以利于家长及时、准确地掌
握相应年龄段的带养知识，促进儿童身心健康发展。

4.活动开展情况

村级儿童健康发展基地关注儿童体质发展、心理健康和心灵成长，利用传统节日、儿童健康节日（如爱牙日、爱耳日等）开展卫生保健、孝文化、传统文化主题教育活动。基地提供的生理健康服务项目主要有建立健康档案、开展健康体检、开展健康讲座、提供健康咨询、0～6岁儿童早期智力发育筛查，幼童感知、认知、运动、语言、心理等发育评估。健康教育课程包含儿童安全救护、五官保健、口腔保健、儿童家庭护理等。基地提供的心理健康服务主要有"阅读节"故事分享会、孝文化教育、暑期心理辅助课程等，以及通过各种技能课提升儿童的社会适应能力，开设传统文化教育、红色革命教育等课程，提升儿童的道德素养。在关注儿童综合健康素养的同时，各基地因地制宜，创新发展地方特色。松门镇发展儿童认知、手绘等"彩虹田"艺术创新活动，箬横镇打造镇级儿童健康发展基地，贯庄村建有气象、消防科技馆，整合箬横小学的"聚匠坊"车模、航模等资源，开展科技教育主题的活动，利用高龙书屋开展国学、传统文化教育；坞根镇打造红色摇篮，依托红军小学开展红色文化宣传，开展非遗文化灰雕制作的传承教育，等等。

（三）对接项目情况

1.对接国家农村儿童早期健康发展项目

温岭市于2019年6月成为国家农村儿童早期健康发展项目试点县（市）。温岭市政府积极探索该项目与温岭市村级儿童健康发展项目的融合发展模式，出台《温岭市农村儿童早期发展试点工作方案》和《国家农村儿童早期发展试点工作联席会议制度》，卫健部门牵头制定培训机制、激励机制、督查评估等运行管理机制。项目自启动以来，已建立市、镇、村三级师资队伍，在村文化礼堂、卫生院、幼儿园布点儿童早期发展活动中心46家，为0～3岁目标儿童提供健康管理、养育风险筛查、咨询指导、养育小组活动和家访服务，以实现改善3岁以下儿童健康和发展状况的工作目标。

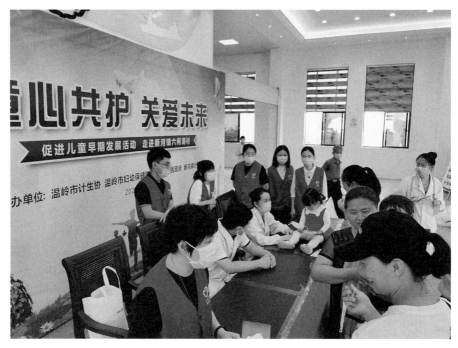

图4　温岭市促进儿童早期发展活动

2. 留守儿童关爱项目

1）开展留守儿童健康发展实证研究

2018年，温岭市开展以部分农村儿童作为研究对象的实证研究，采用问卷调查法和文献研究法，对儿童基本情况，生理、心理、社会适应能力三个维度的健康状况进行实证调查，分析当前温岭市农村留守儿童的健康现状及面临的实际问题。调查发现，留守儿童是典型的弱势群体，由于亲情和家庭教育的双重缺失，造成他们在身体、学习和心理方面存在不同程度的问题。实证研究为关爱留守儿童、开展健康干预提供依据和参考。基于实证研究形成的著作《我国东部农村儿童健康服务模式探索：基于浙江省温岭市留守儿童的研究》于2020年6月份出版发行。

2）"一起走"留守儿童心理健康干预

将实证研究筛选出的健康状况相对较差的儿童纳入留守儿童心理

健康干预项目。这类儿童有的活泼好动,调皮捣蛋或者叛逆;有的争强好斗,性格粗暴;有的沉默寡言,胆小怕事;有的有被害妄想;有的拒绝亲近等。项目组成员运用绘画艺术治疗、儿童游戏等方式,以小组辅导形式开展活动。小组活动内容涉及儿童的情绪管理、人际交往、潜能开发、生命教育、亲情链接、生涯规划和社会民俗活动。孩子们通过情绪宣泄、辅导老师的接纳以及小组同伴的支持与场域的包容而改变。该项目运用伯恩斯量表进行干预前后的对比测量,有80%的孩子在抑郁与焦虑两类心理特征上有明显的改善。

## 三、创新与成效

### (一) 主要成效

#### 1. 政府层面

近期效果。按照"政府主导、社会参与、面向家庭、服务儿童"的原则,建立健全农村儿童健康发展工作机制,搭建起以村居、社区儿童健康发展基地为基础,依托农村文化礼堂、健康小屋、村图书室为基本组成的农村儿童健康发展服务平台,有效对接服务项目,构建起以儿童生理、心理健康为服务导向的农村儿童健康服务新模式。

远期效果。实施积极的儿童健康发展政策,使儿童在身体照顾、学习机会、安全保障、回应性照顾等方面得到满足,促进儿童健康发展,为每个儿童终身发展奠定坚实基础,将对提高民族素质、建设人力资源强国发挥重要作用。

#### 2. 经济层面

温岭市财政每年安排专项经费200多万元,用于儿童发育监测和筛查项目、优生优育优教工作和农村儿童早期发展等儿童健康项目。有管理者从经济学角度分析,儿童早期的投入是生命全周期中人力资本投入产出比最高的,可以达到1:7以上的投资回报率。儿童健康是社会发展的潜在动力,投资儿童健康发展,也是缩小城乡和地区差距、从根本上阻断贫困代际传递的重要战略举措，是实现通过人力资本积累增强竞争力优势的重要手段。

3. 社会层面

1）对儿童生命早期健康进行筛查和指导

2020年，温岭市16家卫生院（社区卫生服务中心）实施儿童发育监测和筛查工作，0～3岁儿童发育筛查人数达18 763人，并针对指标异常的儿童给予指导干预。此外，针对0～3岁儿童实施预警筛查的人数达20 737人，其中筛查结果为阳性的儿童达688人；针对0～3岁儿童实施养育风险筛查和咨询指导的达11 828人，其中养育风险筛查结果为阳性的儿童达898人。

2）实施项目活动提高儿童综合素质

村级儿童健康发展基地提供亲子互动、农耕文化、传统节日等社会活动，儿童参与度较高。2020年，基地累计举办各类讲座及活动1 983场，共计18 643人次参与活动。基地项目活动以提升儿童综合素质，促进儿童生理、心理的全面发展为主，受到当地及周边村民的大力赞赏。

3）留守儿童等弱势群体得到帮助

基地活动的开展，为亲子分离的家庭提供了有利的支持系统，有利于消除或削弱留守儿童的焦虑感、抑郁感，提升留守儿童的心理素质，增强其社会适应能力。

（二）创新特点

1. 服务模式上的创新："政府主导、多部门合作、社会参与"

传统意义上的儿童健康服务是由医疗卫生机构提供的个案或群体服务，其服务模式和服务内容具有专科性和单一性的特点。温岭市创立的由"政府主导、多部门合作、社会参与"的农村儿童健康服务创新模式，充分利用有效资源，既注重群体，又注重特殊个体，其服务模式和服务内容具有系统性、综合性和全面性的特点。该模式于2017年在台州市范围内推广应用。

2.服务内容上的创新：全方位、全周期关注儿童健康

全方位是指该模式关注了儿童生理、心理、社会适应能力三个维度的健康元素。全周期是指0～14岁儿童都是该模式的关注对象。而不同的服务项目各有侧重，比如国家农村儿童健康发展项目重点关注0～3岁儿童早期健康成长，而农村儿童健康发展基地则主要关注4～14岁少年儿童，促进其心理和社会适应能力方面的健康发展。

3.研究领域上的创新：多视角开展实证研究指导项目干预

在对留守儿童的实证研究分析中，融合了公共管理学、心理学、社会学的理论和研究方法，分析了留守儿童三个维度的健康影响因素。在留守儿童项目干预中，运用卫生服务需求评估，筛选心理和社会适应能力分值较低且学校老师认同的儿童进行活动干预。同时，运用分析结果有针对性地开展留守儿童服务，以促进卫生服务的有效供给。

## 四、启示与展望

农村儿童健康发展工作是积极推进健康中国建设的一项重要内容，也是落实乡村振兴战略、解决乡村发展顽疾的有效举措。温岭市农村儿童健康发展工作带来的启示如下：一是两级领导小组上下联动，相关职能部门共同发力，在儿童健康措施推行过程中尤其需要教育部门的积极参与。二是健全保障机制形成推动力，通过建立相应的财务（经费）保障机制、人员保障机制、宣传工作机制等保障机制，以工作目标、工作职责和任务清单的形式推动落实农村儿童健康服务工作。三是卫健部门主动作为成为服务主力，通过促进妇幼健康服务阵地和服务体系建设，保障儿童健康服务的有效供给。四是形成家庭、学校、社区三位一体的社会支持互动网络，动员全社会关注儿童健康，尤其是关爱特殊儿童的健康成长和早期干预。五是注重宣传倡导，采取多种形式开展宣传推介，将儿童健康理念融入乡村文化建设，通过送文艺下乡，乡村文化大礼堂、儿童之家等多形式、多阵地传递和渗透儿童健康发展理念。

　　然而，在项目实施过程中也有如下问题：从活动成效来看，受各种主客观因素限制，活动项目质量仍偏低，高质量项目培育难度较大、成本较高；从服务团队建设层面上看，医务专业人员、教师、心理咨询师等专家提供的儿童健康关爱活动有效时长相对有限，非专业人员因专业素养偏低，提供的有效服务项目相对局限；从儿童健康活动供给层面来看，存在覆盖面不够广、需求和效果评估有待加强等问题。因此，建立农村儿童健康发展长效机制、培养专业化师资队伍以及项目的提质扩面、残障儿童等特殊群体的健康干预等问题需进一步思考和探索。农村儿童健康发展服务模式建设是一项系统性工程，期望在创新的过程中不断发展和完善，也希望能对接更多、更有效的长三角优秀项目，助力农村儿童健康水平更上新台阶！

（报送单位：浙江省温岭市卫生健康局）

## 专家评析

　　儿童是国家的未来，儿童的身心健康不仅影响其个人成长、家庭幸福，更会影响社会的长足发展。温岭市的"村级儿童健康发展基地"探索了崭新的农村儿童健康发展服务模式，为儿童提供全方位、全周期健康服务，是对农村儿童照护的有益探索和突破。

　　该模式有三个亮点。第一个亮点是政府的大力支持，温岭市将儿童健康发展工作纳入市政府儿童发展"十三五"规划，发布试点工作方案，建立领导小组，为基地建设提供了制度支撑。第二个亮点是政府部门和社会组织密切合作，并引入家庭力量。温岭市统一组建以市妇保院专业技术人员、市红十字会志愿者团队为主的讲师团，分期分批赴各基地开展面对面服务。镇一级建立以卫健服务员为主体，计生协、非政府组织等社会组织共同参与的志愿者服务队,开展常规性活动。村级儿童健康发展基地还吸纳了卫技专业、幼教专业技术人员。第三个亮点是实证研究的引入。温岭市对部分儿童的生理、心理健康状况进行实证研究,并将研究筛选出的健康状况相对较差的儿童纳入干预项目。

温岭市村级儿童健康发展基地有三个方面的经验可供其他地区借鉴:一是政府高度重视农村儿童,提出找差距、补短板的方针,并且提供政策、资金、人员支持,以实现提高农村儿童身心健康水平的目标。二是汇集各方力量,打造一支实力雄厚的志愿团队。吸纳妇保院、卫生院、红十字会、心理咨询服务中心,以及卫技、幼教专业技术人员以及家长参与,为儿童提供不同类型的服务。三是在服务类型方面,不仅仅聚焦于儿童身体健康方面,更多关注儿童心理健康,并从多角度落实,对儿童成长有重要意义。

**杨　帆**

上海交通大学健康长三角研究院　双聘研究员

上海交通大学国际与公共事务学院　副教授

# 联防联控：安徽省霍邱县严重精神障碍患者的管控新模式

## 一、背景与动因

霍邱县地处安徽西部，淮河中游南岸，大别山北麓。全县面积达3 239平方千米，辖30个乡镇、1个省级经济开发区、398个行政村，人口数为164.53万，是国家级贫困县。全县有医疗卫生机构504个，其中县级医疗卫生机构8家，中心卫生院8所，乡镇卫生院23所，民营医院6所，社区卫生服务机构12个，村级卫生室398个，医务室8个，个体诊所41个。现有床位3 096张，拥有各级各类卫生专业技术人员4 864人，执业（助理）医师1 856人，注册护士1 270人。县级卫生技术人员1 578人，乡村卫生技术人员3 286人。全县三级卫生防疫网络健全，县、乡、村均有专职公共卫生人员从事疾病预防控制工作。

2020年12月，霍邱县严重精神障碍患者管理中存在以下问题：一是患者多。霍邱县在册严重精神障碍患者占全市的近1/3。尚有通过相关调查和日常筛查发现的近千例疑似精神障碍患者没有得到确切的诊断。二是治疗少。国家要求针对精神分裂症患者的治疗率要达80%以上，而霍邱县的治疗率较低。其原因主要还是患者获得治疗的可及性差，得不到服务，得不到药品。三是缺技术。全县没有一家公立性精神专科机构，县、乡、村三级医疗卫生机构没有一名注册的精神卫生专业人员。四是欠规范。乡、村级医生日常管理基本上只是"到户了""询问了"，缺乏专业性管理和指导，管理形式也只是进行随访记录。五是风险大。严重精神障碍患者发病或肇事肇祸的偶然性较强，如果再缺乏行之有效的规范管理，病患对他人、对社会都可能会造成危险。

针对全县长期存在的基层医疗卫生机构缺专业技术、缺人员，患者缺医少药，规范化服务较少等管理问题，霍邱县卫生健康委认真分析本县精神卫生现状，积极探索适宜本县精神疾病防治工作的新模式。新模式的工作核心是服务下移，把"治"延伸到"防"，利用华之康精神专科医院和安定精神专科医院这两家民营精神专科医院的技术优势，依托完善的三级疾控网络，做到医防融合，切实提升管理质量。

## 二、举措与机制

### （一）提出工作目标

预计医防结合精神疾病防治管理创新措施实施后，以乡镇为单位对严重精神障碍患者的检出率将达到4.5‰以上；登记患者网络录入率达到100%，在册患者管理率达90%以上，规范管理率达到80%以上；在管患者服药率达到60%，规范服药率达到80%以上，在管患者病情稳定率达到60%以上。实现"一一二一"工作目标，即工作上一个新台阶，守住不发生肇事肇祸这一底线，实现精神障碍管理和医疗机构双赢，探索新的工作机制。

### （二）明确工作任务

建立和完善严重精神障碍患者防治网络，充分发挥精神卫生医疗机构的诊疗功能和基层医疗卫生机构的网底功能；以行政管理人员、精神卫生专业人员、基层精神疾病防治人员、严重精神障碍患者监护人和其他社区相关人员为对象，进行常态化工作培训；大力开展健康教育；加大精神疾病患者的发现、诊断、治疗和个案管理。按照属地管理原则，努力做到"应治尽治、应管尽管、应收尽收"，加强严重精神疾病患者应急医疗处置，做好患者信息报告登记管理。

### （三）细化工作职责

进一步明确县卫生计生委、县疾控中心和精神专科医院以及乡、村医疗卫生机构的职责。县卫生健康委负责组织领导，县疾控中心协助卫生健康委开展日常宣教、培训、督导、考核、网报等管理。

精神卫生专科医疗机构主要是协助各乡镇卫生院开展精神卫生相关培训，参与随访管理，开展病例筛查与诊断，开展治疗与指导，康复指导与健康教育，开展危险性评估，参与签约服务，协助开展应急医疗处置，建立联络员制度等。

乡、村医疗卫生机构主要是建立精神疾病防治队伍，直接参与对患者治疗管理、督导、随访和应急处置等具体工作。

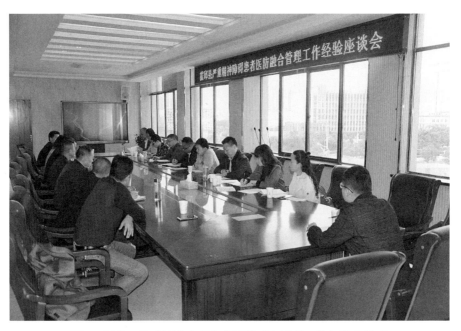

图1　霍邱县严重精神障碍患者医防融合管理工作经验座谈会

（四）从严工作要求

进一步增强忧患意识，提高精神疾病防治工作责任感；细化责任，进一步夯实基础工作；加强培训，提高严重精神障碍患者健康服务管理质量；识别风险，预防和减少肇事肇祸案的发生；严格掌握适应证，严禁过度治疗；纳入考核，进一步落实奖惩责任制。

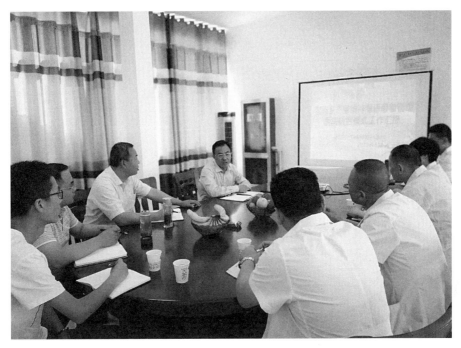

图2　精神障碍患者融合管理经验座谈会

**（五）主要工作措施**

一是彻底摸排，建立台账。利用各种渠道，掌握辖区内疑似严重精神障碍患者本底资料，登记在册。

二是明确诊断，建档管理。对登记在册的疑似病人由精神专科医生进行明确诊断，排除"被精神病患者"。对诊断结果明确的患者，建立个人档案资料，纳入国家严重精神障碍信息系统进行管理。

三是分类管理，排查重点。精神专科医院和乡镇卫生院对辖区内严重精神障碍患者，依据危险度、稳定性评估，筛选出三级及以上高危人群、应服药而未服药人群、应住院治疗而未住院人群等重点管理对象。

四是管理重点，参与签约。所有严重精神障碍患者均纳入签约服务管理，对于重点管理对象，精神专科医院也参与签约管理。

五是提出建议，合理处置。对排查的重点人群和高危人群，向当地政府、综治办、派出所提出防控工作建议，最大限度地减少可能发生的肇事肇祸行为。

六是强化培训，防患未然。由精神专科医院开展对管理人员、乡村医生、公安干警和患者监护人的培训，特别是结合随访，加强对患者监护人进行强化培训，使其了解与患者沟通的技巧，以便及时发现隐患，避免发生肇事肇祸行为。

七是应急保障，联防联控。每名患者家中均张贴签约服务联系卡，联系卡上载明签约医生和精神专科医生的联系电话，随访时告知监护人一旦发现病患可能发生肇事肇祸倾向时，应采取的措施。一旦发生紧急情况，乡村医疗卫生机构、乡村两级综治办、派出所、精神专科医院等将采取联合行动。

## 三、创新与成效

### （一）探索出了公立医院与民营医院良性合作的机制

由于霍邱县目前乃至今后相当长一段时间内，没有公立性质的精神专科医疗机构，缺乏专业的精神卫生专业人员，而外来的两家民营医院则需要患者，与其让它们不规范地从事市场营销，不如纳入体制内管理，在县卫健康部门的统一管理之下，让其参与基层公共卫生服务的提供，实现技术互补、优势互补、互惠互利、合作共赢。

### （二）切实提高了精神病患者管理质量

精神专科医院、乡村医疗卫生机构联动，把患者的治疗管理落到实处，做到病人能发现、发现可诊断、诊断应治疗、治疗有人管、管理有药品、药品能供应、供应不中断、费用有保障，真正做到对精神病患者的规范管理。

### （三）方便了基层派出所治安管理

严重精神障碍患者也是基层派出所重点关注的对象。以前精神障碍患者肇事肇祸后，基层派出所只能将患者送到市级医院，随之而来的最大问题是垫付高额的医疗费用等一系列困难。医防融合后，一旦发生了精神病患者肇事肇祸事件,当地公安、卫生机构与精神专科医院在联手处置事件的同时,也一并解决了及时转诊患者、住院治疗、医保费用等一系列问题。县政法委、公安等部门对医防融合工作给予了高度肯定。

**(四) 受到了广大患者和监护人的欢迎**

医防融合实施以来,精神专科医院和乡村医疗卫生机构的卫生人员深入患者家中,针对患者的病情,实施个性化干预治疗措施,很多患者得到了规范化的治疗,不少患者用对了药、用准了药。患者病情稳定了,也让监护人放心了。同时,在随访过程中,对监护人进行指导培训,提高了监护人的护理能力,减少了患者肇事肇祸的概率。

**(五) 得到了广大基层医务人员的支持**

广大基层卫生工作者是农村卫生的网底,"上面千条线,下面一根针"。基层卫生工作千头万绪,基层卫生人员疲于应付。同时,基层卫生人员专业技能相对薄弱,绝大部分基层卫生人员对精神卫生技能的掌握甚少。

医防融合实施以来,基层卫生人员得到了精神卫生专业技术培训,与精神专科医院专业医生联合随访病人,相互学习,共同提高,由过去"纸上随访""无效果随访",到现在能规范指导患者用药,指导监护人护理,真正让村医负起"健康守门人"的职责。

## 四、启示与展望

**(一) 着眼现状,利用现有资源,保障患者得到基本的健康管理服务**

进一步完善综合服务能力。精神障碍患者的问题,已不是患者个人的疾病问题,是一项必须在政府领导下、多部门密切协作的社会工程。卫健、公安、民政、残联等部门应加强合作,形成合力,切实提高对严重精神障碍患者的管理能力,使精神病患者有地方看病,有人帮其看病,得病有人管。其行为,应有监护;其治疗,应有保障;其家庭,应有救助。这样才能最大限度地减少其肇事肇祸的发生，减少对社会和他人的危害。

**（二）确保贫困患者医疗救治，是助推健康脱贫的有力举措**

2020年是霍邱县脱贫攻坚攻克壁垒的关键年，是脱贫攻坚的"摘帽年"，而健康脱贫又是脱贫攻坚重要战略部署中尤为重要的一个环节。全县在册的严重精神障碍患者中有70%左右的人员是贫困人口，解决好此类人群的医疗救治和管理服务问题不仅是做好健康脱贫工程的正确"解题方法"，也是高位助推健康脱贫工作的有力举措，更是对习近平总书记"不忘初心，继续前行"的健康脱贫战略号召的响应，由此我们更要坚定信心和理念将此项工作办实办好。

**（三）先行试点，把握重点，总结经验，逐步推广**

为了给全面推行严重精神障碍患者医防融合工作积累经验，霍邱县在4个乡镇先行开展医防融合工作试点。在具体实施工作中把握三个方面的重点。

一是抓登记报告，摸清底数，建立台账。建立辖区内疑似严重精神障碍患者台账，对登记在册的疑似病人由精神专科医生进行明确诊断。对诊断明确的患者，建立个人档案资料，纳入国家严重精神障碍信息系统管理。

二是抓精准治疗，分类施治，综合干预。在对4个试点乡镇全面摸排诊断685例严重精神障碍患者和疑似患者的基础上，开展精神专科医院、乡村医疗卫生机构联合会诊，精准施治，逐人制订个性化诊疗方案和干预措施。针对基层医疗卫生机构管理严重精神障碍患者长期缺医少药、随访效果差的现状，精神专科医生服务下沉，现场指导培训，与乡村精神疾病防治医生联合随访管理患者。

三是抓规范管理，强化措施，优化服务。按照属地管理原则，做到"应治尽治、应管尽管、应收尽收"，将严重精神障碍患者救治救助工作纳入社会治安综合治理（平安建设）年度考评范围。建立和完善严重精神障碍患者防治网络,发挥精神卫生专科医疗机构的诊疗功能和基层医疗卫生机构的网底功能,加强严重精神疾病患者应急医疗处置。把辖区内严重精神障碍患者纳入签约服务管理范围,并依据危险度、稳定性进行评估,将筛选出的三级及以上高危人群、应服药而未服药人群、应住院治疗而未住院人群纳入重点管理对象,实行专科医生和乡村医生联合签约服务。

县卫生健康委、县疾控中心定期召开严重精神障碍患者医防融合工作总结会议和现场调讨会,深入剖析存在的问题,探索新方法、新路径,不断建立和完善严重精神障碍患者医防融合长效机制。其他乡镇要求开展医防融合工作的,精神专科医院与乡村医疗卫生机构联合行动,集中时间、集中人力、集中精力全面做细做深做透,避免"夹生饭",夯实精神疾病防治工作基础。同时,结合国家基本公共卫生服务项目重点人群管理,精神病专科机构和基层医疗卫生机构密切配合,共同做好患者的日常随访管理和签约服务。

（报送单位：安徽省六安市霍邱县卫生健康委员会）

## 专家评析

随着我国社会经济的不断发展,针对严重精神障碍患者的管理治疗活动也在不断演进,从最初的以医院药物治疗为主,到融入公共卫生体系,再到纳入法治化管理。全社会对严重精神障碍患者的关爱与支持也在不断强化。

同时,针对严重精神障碍患者的管理仍然面临诸多挑战。例如,我国在国家层面上已经建立了精神卫生工作联络协调机制,但在省、市、县层级上相应的协调机制亟待建立健全;省、市、县三级精神卫生专业机构的全覆盖还有不小的差距；基层医疗机构的精神卫生服务能力急需提升。

霍邱县结合自身特点，探索出了较有创新性的举措来应对上述挑战。第一，落实精神障碍的一级预防，强化二级预防，彻底摸排，掌握辖区内疑似严重精神障碍患者的信息，以期实现对严重精神障碍的早发现、早诊断、早治疗，这些对于严重精神障碍患者获得良好预后至关重要。第二，探索出民营医院参与基层公共卫生服务的机制。在霍邱县卫健部门的统一管理之下，民营医院积极补位，参与当地严重精神障碍患者的防治工作，实现了互惠互利，形成了合作共赢的局面。第三，联合基层派出所加强对严重精神障碍患者的治安管理，防止精神病患者肇事肇祸事件的发生。

为了进一步提升精神卫生服务的水准，建议霍邱县加强精神专科医院的建设，对精神专科医院的发展及规划工作提供相应的政策扶持；大力支持综合医院心理科的建设，积极开展综合医院非心理科医护人员的精神卫生知识培训；积极支持社区及基层机构开展精神卫生服务工作，探索社区精神卫生服务模式。

蒋　锋

上海交通大学健康长三角研究院　专职研究员

智慧健康篇

# "互联网+护理服务"：江苏省海安市构建区域护联体优化护理服务链

## 一、背景与动因

随着中国进入老龄化社会，老年患者、慢性病患者随之增多，相应的护理需求也逐渐增多。从2000年起，我国护士门诊接诊量呈逐年上升趋势，急需专科护理人员到基层去提供护理服务。"十三五"时期，护理事业发展规划也明确提出，要以专科护士为载体，拓展服务领域，为社区居民提供常见病、慢性病、早期康复的保健预防服务，改善慢性病患者出院后的长期生活质量，并有效降低患者的医疗费用。然而，我国卫生护理资源分布不均，优秀的护理资源大部分都集中在大城市、大医院，这导致了患者护理不便的问题。海安市卫健委管理层清醒地认识到这个问题若不解决将严重影响本市医疗卫生事业的发展。

海安市人民医院拥有护理人员682名，共39个护理单元，近40人拥有护理高级职称，有40名护理管理人员。医院拥有38名省级专科护士，64名市级专科护士，开设有PICC门诊、伤口造口门诊、糖尿病门诊。同时，医院还成立了急诊急救、危重症、伤口造口、糖尿病、静脉治疗、营养、心理、防栓、疼痛9个护理专科小组，掌握了最新的专科技术。海安市人民医院在人才培养、学术研究、护理设备配置上已跻身全市先进行列，是全市集医疗、护理、科研、教学于一体的大型综合性医院之一。

海安市人民医院通过与基层医院建立联系，成立护联体，不仅能够弥补基层医院在护理水平、管理水平、人才数量等方面的差距，为乡镇群众提供更加优质、高效的护理服务，还将通过基层医院对部分慢病护理工作的分流功能,盘活各级医院的护理资源。

## 二、举措与机制

### (一) 工作目标

由海安市人民医院(以下简称为核心单位)牵头,充分发挥核心单位在护理管理、技术、人才等方面的区域优势作用,将优质专科护理资源有效下沉,带动成员单位护理能力和水平的提升,积累经验后,进一步扩面增效,不断扩大护理专科联盟的服务覆盖面,为患者提供安全、高效、便捷、连续的同质化专科护理服务,从而不断提升卫生系统的行业形象,保证江苏省"互联网+护理服务"省级试点县市各项工作的顺利开展。

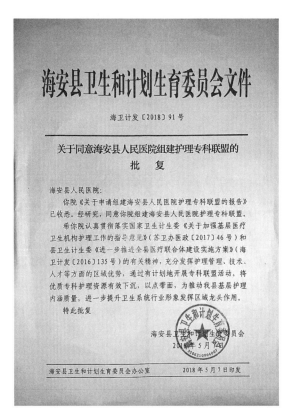

图1 海安县人民医院(现海安市人民医院)组建护理专科联盟批复文件

### （二）组织保障

海安市卫生健康委员会、联盟核心单位和成员单位分别成立护理专科联盟领导小组、业务指导小组和协调小组，为护理专科联盟工作的开展提供了有力的组织保障。

（1）市卫生健康委员会成立海安市人民医院护理专科联盟领导小组，护理专科联盟领导小组下设办公室，负责联盟内有关通知等文件的草拟、审核、印发、登记、立卷归档工作，并对执行情况进行督查、考核；协助联盟内培训、考核、结对帮扶等工作；负责联盟内核心单位和成员单位或各部门之间的协调沟通工作，保证联盟的建设方案、规章制度等在成员单位得以实施；组织召开联盟内各种行政和业务会议，做好会议纪要；做好联盟信息化建设、对外宣传、通讯联络、文印、外勤和日常接待等工作；做好联盟各类信息的收集、整理、保存、利用和报送工作，建立信息资料库，为领导小组决策提供信息资源；落实联盟领导小组确定

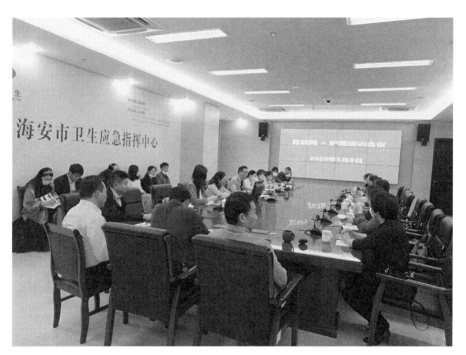

图2　海安市二级医院加入"互联网＋护理平台"培训现场

的各项工作任务。

（2）核心单位（海安市人民医院）成立护理专科联盟工作业务指导组，分为三个小组，每个小组涵盖各专科护理管理人员和专科护士，遇成员单位有特殊需求时（如消毒供应、手术室、血液净化技术等管理），核心单位及时安排相关专业人员参与活动；也可根据成员单位增减情况及实际需求调整各小组成员。

（3）各成员单位成立由院长或业务院长任组长的护理专科联盟工作协调小组，负责接受核心单位专科护理资源下沉的规划、衔接、协调和推进等相关工作。

（三）成员单位的确立

海安市人民医院护理联盟成员单位的确定，遵循平等自愿、群众受益的原则，通过公开征集，择优选录。同时，建立成员单位有序退出机制，确定为成员单位后，一方面成员单位可主动申请退出；另一方面，联盟办公室也可根据考核结果，对于存在单位领导不重视，护理管理人员态度不积极、不配合指导小组工作，对指导小组的指导意见不重视等情况的成员单位可劝其退出。

2018年成立初期，全市共有42家单位主动报名，综合各单位基础管理、领导重视程度、护理管理人员素质等因素，确定县第三人民医院、皮肤病医院、李堡中心卫生院、南莫中心卫生院、曲塘中心卫生院、雅周

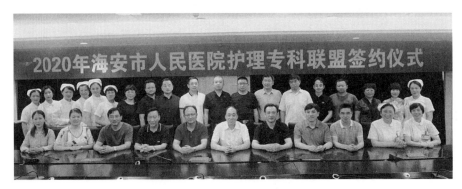

图3　海安市人民医院护理专科联盟2020年再次签约现场

中心卫生院、滨海新区（角斜镇）卫生院、角斜医院、韩洋医院、古贲医院、隆政医院、针灸推拿学校附属医院、海南医院、青萍医院、邓庄医院、沙岗医院、北凌医院等17家医院为海安市人民医院护理专科联盟首批成员单位。本着自愿的原则，2019年初扩大护理专科联盟受众面，护理专科联盟成员单位由17家增加为19家，将南屏医院、城东镇中心卫生院纳入护理专科联盟成员单位。

### （四）工作内容

#### 1. 团队组建

遵循平等自愿、群众受益的原则，通过公开征集、择优选录的方式，首次确定17家基层医院作为成员单位，其中一级医院14家，二级医院5家。2019年初扩大护理专科联盟受众面，护理专科联盟成员单位由17家增加为19家，其中一级医院14家，二级医院5家。由市卫健委、联盟核心单位（海安市人民医院）和成员单位分别成立护理专科联盟领导小组、业务指导小组和协调小组，为护理专科联盟工作的开展提供有力的组织保障。护理专科联盟领导小组成员由市卫健委党组书记、市卫健委副主任、市人民医院院长、护理部主任等组成，业务指导小组涵盖各专科护理管理人员和专科护士，协调小组由基层医院院长或业务院长担任组长。根据护联体内基层医院管理、临床护理现状、社区患者及居民疾病特点和护理需求，分设3个业务指导小组和3个协调小组。业务指导小组与协调小组结对帮扶，建立由护理专科联盟领导小组统管，业务指导小组定期指导和帮扶，协调小组接受核心单位专科护理资源下沉的规划、衔接、协调和推进的三级管理体系。

#### 2. 专项调研

通过文献回顾，结合实际工作，海安市初步设定基层护理管理体系与构成要素等。在市卫健委的带领下，各业务指导小组先后7次走进各自分管的成员单位进行专项调研，通过现场察看、护士访谈等形式调研成员单位护理工作的管理、队伍建设、科研教学、病区管理、抢救管理等方面现状及需求，从而制订有针对性的联盟内实施方案初稿，并运用两轮德尔菲（Delphi）专家咨询法明确护理专科联盟实施方案，建立《护理专科联盟考核指标体系》，采取定期与不定期、日常与年度相结合的考核形式，根据综合评定结果，建立成员单位退出机制。

3. 工作实践

（1）管理下沉。护理管理是医院管理的重要组成部分，更是保证"区域护联体，优化护理服务链"构建成功的必备条件之一。结合基层医院护理管理薄弱、护理质量缺内涵、医院感染管理滞后等现状，护理专科联盟领导小组制订帮扶计划，建立健全专科联盟相关工作制度，确保在核心单位和成员单位内落实到位。核心单位定期选派护理管理人员和专科护士对成员单位进行护理管理、专科护士现场巡查和指导以及相关知识培训，成员单位积极配合，为其提供便利条件。核心单位统一拟定护理质控标准，各业务指导小组定期对成员单位开展质控活动，并根据PDCA（计划、执行、检查、处理）管理方法促进成员单位护理质量的持续改进。核心单位帮助成员单位完善护理管理、护理安全、护理服务等方面的工作制度，进一步优化流程，提高成员单位的护理服务能力和管理水平。

（2）理论下沉。核心单位开展微课、情景模拟教学等多种形式的学术讲座、疑难病例讨论等活动，及时通知成员单位免费参加；接受成员单位新入职的护士参加岗前培训；接受成员单位选派的护理人员参加专科理论与技能的进修或规培。建立护理专科联盟微信沟通群，及时在群内发布培训计划，成员单位有计划地安排护理人员参加核心单位组织的相关活动，并于每月初将本单位参加培训学习的计划报核心单位，如遇新增业务指导、培训需求等情况时，及时和核心单位沟通确定后再实施。采取问卷星等考核形式跟踪培训效果。及时上传课件，供成员单位开展普及教育，同步更新知识技能。做好管道护理、伤口护理等在线指导工作,达到便于沟通、远程培训、远程会诊的目的。

（3）技术下沉。根据成员单位的需求,核心单位对其相关专业进行对口帮扶,定期选派专科护士到成员单位开展会诊、查房、讲课等,帮助成员单位确定并开展专科特色护理服务,对成员单位的专业发展进行指导。核心单位筛选适宜的护理科研项目,邀请成员单位共同参与,核心单位和成员单位也可协作开展科研项目。

（4）服务下沉。开展专科护士巡诊,各业务指导小组组长带领组内成员深入基层,督导护理质量,有针对性地解决护理服务中存在的困惑和难点,协调开展专科优质护理服务。借助微信、QQ群等载体,核心单位根据成员单位的需求提供远程在线指导服务,协助其解决相关专科患者的护理疑难问题。通过护联体活动的规范、有效开展,不断积累经验,推进核心单位和成员单位专科化临床护理示范病区的创建,争取1～2年内建成3个专科化临床护理示范病区。

4.持续改进

定期召开护理专科联盟工作例会,集中反馈现场督导中存在的问题,共同分析原因,讨论整改措施,并在下一次现场督导时进行整改效果追踪评价,注重整改落实。

（五）工作要求

1.落实工作责任

联盟办公室定期与核心单位和各成员单位沟通,了解需求,共商建设计划,落实有关建设任务,并及时向领导小组汇报。核心单位及各成员单位要按照工作计划,明确责任分工,制定具体的工作制度和工作要求,并切实抓好落实工作。

2.重视评估考核

根据相关文件精神,海安市卫健委对护理专科联盟建设实施情况进行督促、考核、指导。护理专科联盟核心单位和成员单位要对督查、考核结果认真进行分析和评价,及时整改。

3. 注重有效宣传

总结相关专科护理资源下沉的成果,利用微信公众号、互联网、院报、黑板报等信息平台,进行有效的舆论宣传,提高社会知晓率,调动护理人员的积极性。

## 三、创新与成效

### （一）创新

海安市人民医院构建的护联体以海安市卫健委为主导,强有力地规范了护理联盟的建立和工作落实。培训、质量标准的同质化进一步保障了基层二级医院加入"互联网＋护理服务"平台的服务质量。护理专科联盟搭乘"互联网＋护理服务"发展的东风,进一步深化了服务内涵,扩大了服务覆盖面,有利于减缓"银发贫困状态",提高老年人获取长期护理服务的可及性与可得性,满足失能老人不同层次的长期护理需求。

### （二）成效

1. 业务成效

一是基层护理服务能力得以提升。通过实施同质化管理,海安市人民医院充分发挥区域行业标杆的引领作用,基层医疗机构的护理服务能力得到有效提升。2018年6月至2019年12月,护理专科联盟统一管理制度质量标准,统一制定发放《临床护理工作流程》《护理技术操作流程》《管道护理手册》《护理操作并发症预防及处理》等指导用书,共分发102册书至各成员单位。统一心脏骤停、青霉素过敏性休克、急性中毒、溺水急救程序,统一制作并发放流程展板。各业务指导小组进入各自分管的成员单位医院进行现场实地察看,专项调研,征集成员单位的帮扶需求。有针对性地对各联盟单位的组织管理、制度职责、队伍建设、科研教学、病区管理、安全防范、抢救管理等工作提出意见和建议。常规开展护理管理、突发事件急救与处理、护理风险管理与安全、用药安全、护理文件书写规范、护患沟通、论文写作等相关理论和操作培训，开展教学查房、护理查房，参培人员共计2 049人次；开展为期2周的入职岗前培训，参培人员共计44人次；接受包括护理管理、临床护理、急诊急救、重症监护、胃镜室、手术室等专科来院进修人员共计25人；在线会诊52例，视频指导护理疑难个案21例，开展专科护士巡诊6次。

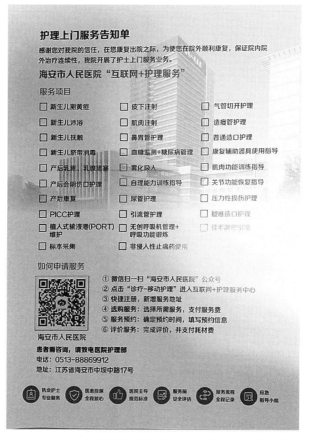

图4　海安市人民医院"互联网＋护理服务"宣传资料

二是护理人才培养及队伍建设得以加快。基层医疗机构接受专科护士培训的机会偏少，临床实践机会相对不足，护理联盟的建立为解决专科护理人才培养的难题提供了思路和方法。在优质医疗护理资源的支撑下，专科护士有了更加充分的临床实践机会，有利于提升区域内护理队伍的专科服务水平，并为分级诊疗、双向转诊及护理延伸服务的实施提供有效保障。

三是积极参与医养结合实践初见成效。护理联盟与"互联网＋护理服务"相结合，能为老年人初步提供一体化、全方位的专科护理上门服务，实现对居家老人的健康管理，提高其生活质量及幸福感，有效减轻家庭及社会照护负担，推动实现"健康老龄化"。

2. 经济成效

自护联体建立以来，海安市人民医院伤口造口、PICC门诊等护理专科门诊就诊人数较护联体建立前明显增多。2019年，海安市人民医院护理专科门诊就诊人数达到7 305人次，较2018年增加了631人次。2019年，国家卫健委下发《关于开展"互联网＋护理服务"试点工作的通知》，海安市人民医院有幸成为江苏省首批试点单位，2019年7月"互联网＋护理服务"正式上线。截至2021年4月30日，海安市人民医院"互联网＋护理服务"平台为282名用户提供了31项服务，共服务881人次，零投诉、零纠纷、零事故，用户满意率达100%，护士满意率达100%，护理人员的收入也得到显著提升。此外，各基层医院反馈在护理人员培训方面的费用及所耗人力资源均有所减少。

## 四、启示与展望

护理联盟的出现与发展是国民健康需求不断增加、健康意识不断增强的必然产物。护理联盟为优质护理资源搭建了更为广阔的平台，促进了专业领域内及多学科间的沟通交流，将优质资源引入基层，将安全有效的护理服务带给更多的人民群众，提升护理专业价值，并确保护理人员的专业价值得到相应的体现。但是，护理联盟在运行过程中仍存在一些不足。

一是优质专科护理的推广仅到达各基层医院，未能深入各个社区和家庭。比如,2019年护理联盟未对成员单位有需求的出院患者开展延伸护理服务;未联合成员单位进入乡镇、社区、养老院、村卫生服务社等开展健康知识大讲堂、义诊等志愿者服务活动。

二是人才缺乏。护理联盟中无论是医院的发展,还是学科的发展,人才都是最关键、最核心的力量。此外,护理联盟要实现同质化的管理,需要在学科、制度、文化建设等方面加大投入。专业人才配备不足直接影响了护理联盟的工作进程与发展。2019年,护理联盟由于人力资源的缺乏,未协助完成建成3个专科化临床护理示范病区的目标;未举办成员单位质量管理工具应用持续改进案例的评比;未协助开展读书报告会活动;未协作开展科研工作。

三是专业内涵有待丰富。在医疗技术能力和健康需求不断提高的新形势下,人们对护理工作的专业化、规范化程度以及护理技能和质量等方面都提出了更新、更高的要求。在这种情形下,护理专业内涵必须进一步向纵深发展,不断提升服务能力,才能使护理联盟实现"整合功能大于部分功能简单相加"的目标。

四是成立护理联盟必须立足于人民群众的健康需求,将提高人民健康水平作为根本。因此,应该理性看待护理联盟的成立,更多地去思考如何将护理联盟作为一种长效机制,切实解决基层老百姓的问题,将优质护理服务覆盖到全社会各个阶层。

（报送单位：江苏省南通市海安市人民医院）

## 专家评析

开展医疗联合体建设是深化医改的重要步骤和制度创新。护理联盟的建立,对于深化医疗卫生体制改革,创新医疗联合体形式,推进区域分级诊疗工作，提升区域护理服务水平，满足人民群众的健康需求具有重要意义。

考虑到我国现阶段护理资源分布不均，优秀的护理资源大部分都集中在大医院的现实状况，海安市人民医院作为当地医疗、护理、科研力量最为强大的大型综合性医院，牵头建立起与基层医院的联系，充分发挥其在护理管理、技术、人才等方面的优势，将优质专科护理资源有效下沉，带动护理联盟成员单位护理能力和水平的提升，有效弥补了基层医院在护理水平、管理水平、人才数量等方面的差距，为乡镇群众提供更加优质、高效的护理服务，同时还通过基层医院对部分慢病护理工作的分流功能，盘活各级医院的护理资源，为更大区域范围内的患者提供安全、高效、连续的同质化专科护理服务。

通过案例分析，我们也发现现阶段护理联盟的运行和发展仍面临一些问题：一是覆盖面仅达到基层医院，尚未涵盖社区卫生中心；二是专业人才的缺乏；三是专业服务能力和内涵提升有待进一步加强。针对上述问题，我们建议后续应从以下几方面持续发力：一是完善联盟内部的管理机制，包括完善内部架构和分工，建立考评和质量评价体系等；二是加强信息网络平台的建设，将学术会议、护理会诊、病例讨论、进修学习与在线指导等功能集中于平台上，加强各个成员单位之间的协作，进一步提升该联盟的覆盖面和各级人才的专业能力，让基层医院和社区卫生服务中心的整体水平得到显著提高，真正提升全域卫生服务能力和质量。

**罗 津**

上海交通大学健康长三角研究院　院长助理、助理研究员

# 智慧化监管：苏州市吴中区卫生监督"健康卫士531"在线监测与信息共享平台构建

## 一、背景与动因

江苏省苏州市吴中区位于苏州南城，于2001年由原吴县市撤市分设成区，是吴文化的发祥地。全区面积为2 231平方公里，其中陆地面积为745平方公里，太湖水域面积为1 486平方公里，下辖7镇7街道、1个国家级度假区、1个国家级经济技术开发区、1个国家级农业园区、1个省级高新技术产业开发区，全区户籍人口数为70.5万。2018年，吴中区获评"全国慢性病综合防控示范区"。截至2018年底，全区拥有各类卫生机构304个，其中医院29个，基层医疗卫生服务机构100个，诊所、卫生所、医务室135个；拥有床位5 898张，其中医院病床有5 092张；拥有卫生技术人员7 506人，其中执业医师和执业助理医师3 242人、注册护士4 264人。2020年，吴中区实现地区生产总值1 343.78亿元。在《人民日报》公布的2019年中小城市高质量发展评价中，吴中区位列全国综合实力百强区第九位、绿色发展百强区第九位。

党的十八大以来，我国首次提出了健康国家建设的战略目标，把健康中国建设上升为国家战略。2016年10月，《"健康中国2030"规划纲要》正式发布。2017年2月9日，江苏省委省政府印发了《"健康江苏2030"规划纲要》。与此同时，苏州市政府提出了《苏州市健康卫士"531"行动计划》，提出以提高公众健康水平为核心，以依法公正监管、改革创新监管办法、提高监管效率为重点，加快推进卫生监督信息化进程，要求建设一个体系、突出全面监管的三个重点、明确提升监管能力的五大任务，进一步提升卫生监督信息化、智慧化水平。近年来，随着物联网技术的不断进步，各种"互联网＋"模式的卫生监督创新手段不断涌现。苏州地区各卫生监管部门先后实施了水质在线监测系统、医疗卫生辐射在线监测系统以及医疗废弃物在线监测系统等，在有效提升卫生监督业务工作效率的同时，为卫生监督的科学决策提供了数据基础。回顾过去，吴中区医药体制改革不断深化，社会平稳健康发展，卫生监督事业成效明显。然而，卫生监督执法体系建设中仍然存在一些困难和问题，过去单点化的监控系统建设虽然对卫生监管起到了非常积极的作用，但仍面临监督人员不足无法现场及时采样监测、监测信息无法及时统计分析等问题。

在此背景下，吴中卫生监督"健康卫士531"在线监测与信息共享平台项目应运而生。本项目旨在认真贯彻落实国家、江苏省卫生与健康大会的精神，以提高公众健康水平为核心，以依法公正监管、改革创新监管办法、提高监管效率为重点，实施健康卫士"531"行动计划，加快推进卫生监督信息化进程，充分发挥卫生监督的作用。

## 二、举措与机制

该项目计划总投资850余万元，以"完善现有系统、整合各类资源、建立监控中心"为出发点，建立覆盖全区的综合性集成系统，形成全区统一的卫生监督行政执法数据库，并强化监管系统的数据统计、分析和搜索功能。整个项目规划分为五个子系统和一个信息平台，即全过程执法记录系统、医疗废物在线监测系统、水质在线监测系统、医疗辐射在线监测系统、医疗机构视频监控系统，以及一个信息共享平台。

### （一）全过程执法记录系统

行政执法全过程记录是近几年国家行政执法改革的重点工作之一，对实现行政执法全程留痕，推进行政执法规范化，维护行政相对人的合法权益，预防和减少行政争议，促进依法行政具有重大意义。行政执法人员在进行现场检查时，通过移动执法终端设备传输现场执法画面至指挥中心,充分利用信息化技术手段,推进执法工作高效、便捷运行,确保执法全过程留痕,记录可追溯。全过程执法记录有助于及时收集固定证据,还原违法事实真相,掌握现场执法主动权。同时,可借此警示震慑违法对象,使其自觉遵守法律法规。

(二) 医疗废物在线监测系统

通过对辖区内302家医疗机构的医疗废物生成、存储、运输等环节进行全过程监控,实时掌握医疗废物的动向,实现全区医疗废物的全程可追溯查询。医疗废物在线监测系统由在线监管云平台、现场医废收集移动客户端、现场医废收集监管设备、监管移动客户端组成。该系统能够跟踪医疗废物全生命周期,通过在医疗废物产生地以及暂存点配置相关硬件设施,如医疗废物回收车、手持PDA、蓝牙秤以及监控摄像头,对医疗废物实行出入库管理,每一步操作都可以追溯,实现对医疗废物处置的全过程定位和监控,从而大大提高医疗安全管理效率。卫生监督机构一方面可以通过后台系统,对医疗废物回收全过程进行监

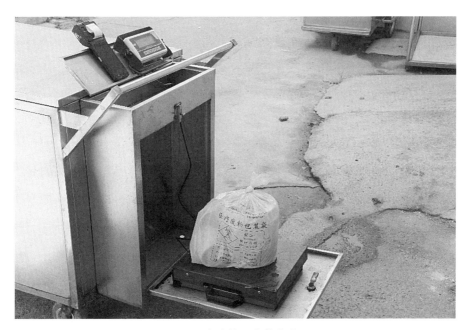

图1　多功能医废收集车

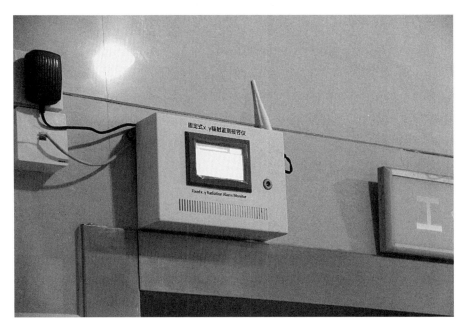

图2　固定式x.y辐射监测报警仪

控、追踪；另一方面可以对医疗废物的重量进行统计，并生成相关报表、生成回收公司的账单以及交接报表、查看医疗废物回收过程中的异常事件生成报告记录等。

（三）水质在线监测系统

对辖区内所有水厂和29家游泳场馆实施水质在线监测，通过对饮用水及泳池水质的实时监控，从源头控制水质，保证人民群众的生活安全，同时可随时对公众公布各项水质参数指标。该系统采用多参数水质在线监测仪作为在线实时水质监测设备，对当前水质的浊度、pH值、余氯、CODMn高锰酸钾盐指数、尿素、水温等重要指标进行实时监测，并将测量数据实时通过网络上传至管理平台，实现数据实时显示。平台软件收集所有监测点实时发送的监测数据，然后加以汇总、存储、显示和分析，通过对不同指标进行阈值设定，平台会根据预设阈值对实时监测数据进行判断，具备超阈值实时报警功能，第一时间向指定手机客户及监督员发送报警短信，以便对突发事件做到快速响应及处理。

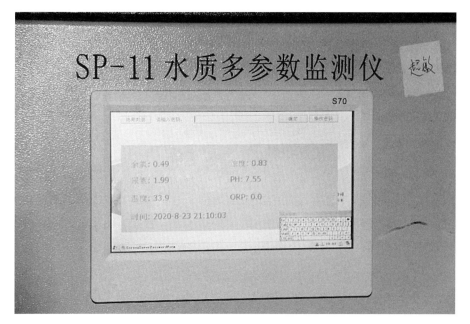

图3　SP-11水质多参数监测仪

### （四）医疗辐射在线监测系统

对11家具有CT室和2家具有DSA手术机房的医疗机构实施医疗辐射照射剂量率的在线监测,安装了28台固定式在线监测仪,发放了12台穿戴式在线监测仪,可及时了解医疗辐射防护效果的变化情况。在有突发事件时提供预警服务,以启动突发事件应急反应机制,提高医疗辐射防护监管效率。该系统由现场监控模块、通信传输模块、DSA从业人员个人信息采集模块、监控中心平台软件及中心数据库组成。该系统可以实时查看某点的医疗辐射实时情况,包括当前辐射剂量率数值、仪器状态等。根据相应的操作权限,用户可以设定辐射的监测数据上下限范围、采用周期等,出现异常情况可现场报警(声光报警),并将报警信息实时上传。系统还支持通过手机短信等方式报警。在此功能模块下,用户可查询医疗辐射信息、辐射安全监控系统的历史报警信息。

### （五）医疗机构视频监控系统

为提高对社会医疗机构监管效能,对平时投诉较多、依法执业水平不高的近百家社会医疗机构实施视频监控，在97家民营医疗机构的108个重点点位设置了在线视频监控设备，及时掌握该单位医务人员的依法执业情况及相关投诉的取证（医托等），提高对其依法执业的监管效率。该系统可分为视频前端系统、传输网络、监控中心和应用管理平台四部分。每一个监控摄像头均配备了硬盘录像机，单个视频记录最长可保留3个月。该系统采用本地存储、远程调取的运行模式，一旦发生投诉或需要调查取证时，后台可通过远程直接调取指定时间段的视频记录，还原现场，大大降低了事后取证的难度。同时，对于暂缓校验、监督回访的医疗机构，可通过视频查看。

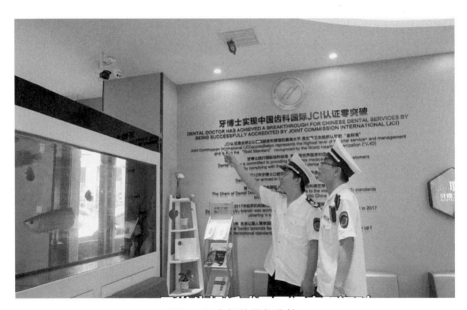

图4 医疗机构视频监控

## （六）信息共享平台

围绕上述五个系统建立信息共享平台，开发统一规范的数据接口，与省市级相应的监管平台进行对接，整合现有的监管系统，建设覆盖全区的综合性集成系统和统一的卫生监督管理数据库，并强化数据的统计、分析和搜索功能，结合实际建设特色功能模块，在有效提升卫生监

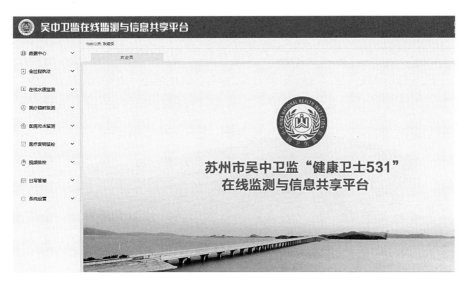

图5　苏州市吴中卫监在线监测与信息共享平台

督业务工作效率的同时,为卫生监督的科学决策提供数据基础。信息共享平台的主要功能包括:一是将上述五个子系统的数据进行对接、展现、统计、分析。二是对突发事件提供预警服务,以便启动突发事件应急反应机制。三是与省市两级相应的监管平台进行对接,强化数据的统计、分析、搜索功能,实现区域内各种监管数据的实时采集,实时掌握各重点环节的数据信息,实现对监管对象全覆盖、全过程监管。四是强化与相关业务系统的对接,节约办公成本,有效提高卫生监督工作效率。

## 三、创新与成效

实施卫生监督在线监测监管是进行现代化管理的必要手段,更是智慧城市建设的重要组成部分。系统投入运行后将产生相应的社会效益和经济效益。

### (一) 社会效益

卫生监督员可通过信息共享平台及相应的公众号查询相关卫生监

测信息，作为被监管单位年审、校验环节中调取监督处罚信息的审批依据。通过移动执法终端进行现场监督检查和信用评价，并用于行政许可、行政处罚双公示方面，为更好地落实"信用监管"提供依据。

严格按照执法标准执法，进一步规范现场执法，对相对人执法标准全程有记录、可追溯，达到规范化执法，提升卫生监督形象。

### （二）经济效益

由于计算机的运行速度快、精度高，工作程序标准、规范，又有数据库系统的支持，使得信息的查询和数据的统计分析方便灵活，从而大大提高了管理的效率，节省了工作时间。此外，将执法工作变成事前计划、事中监控、事后追踪的全过程管理，提高了单次执法的效率，使各种信息得到共享和交换，改变了工作人员的工作方式、思想观念和行为习惯，使卫生监督员从烦琐的工作中解脱出来，进行创造性的劳动，从而提高了工作效率，实现了科学决策和整体效益的提高。

随着互联网应用的爆炸性增长，各种依托互联网运行的平台、云计算、智慧管理等已经成为众多行业用户的选择。本项目自投入运营以来，有效防范和规避了公共卫生风险，出现问题及时预警，有违法行为依法做出行政处罚，通过先进的可视化手段，进一步辅助卫生监督员进行日常监管，受到了被监督对象和社会的一致好评。2019年6月，国家卫生健康委综合监督局相关领导来吴中区开展专项调研，对卫生健康综合监督工作，尤其是对"互联网＋卫生监督"模式的积极探索给予了充分肯定，并要求吴中区进一步落实健康中国战略，推进人民共建共治共享，提升综合监管工作能力，努力推进全方位全生命周期保障人民健康。

## 四、启示与展望

### （一）修订和完善法律法规

医疗机构卫生监管法律法规的建设应当引起各方的足够重视，特别是针对不同类型的医疗机构和医护人员颁布相对应的监管条例，以此明确医疗机构和医护人员的行为准则,并建立对应机构的执行条例。因此,修订和整合卫生监管法律法规刻不容缓,我们可根据《中共中央国务院关于深化医疗卫生体制改革的意见》,逐步建立健全与基本医疗卫生制度相适应且比较完整的卫生法律制度。

### (二) 充分发挥市民和新闻媒体的监督作用

卫生监督应该是全社会的共同职责,应合理利用电视、两微一端、抖音等媒体,有针对性地对涉及公众切身利益的卫生监督相关法律常识定期进行宣讲,鼓励公众举报违法违规行为。同时,大力打击市民或媒体举报的不良执业行为,定期向社会公示存在违法行为的机构及相关人员。充分发挥市民和新闻媒体的社会监督作用,是完善卫生监管体制的有力举措。

### (三) 大数据的挖掘应用有待进一步研究

本项目对全区医疗辐射、水质、医疗废物等数据进行了采集和传输,但未对数据进行深入挖掘。今后有待加强对这些数据的研究、开发,以获悉各数据源背后潜在的变化规律。

### (四) 系统实用度有待进一步提高

卫生监督信息共享平台使用人员整体素质参差不齐,尤以医疗废物回收人员为甚。部分平台使用人员因难以掌握软硬件使用功能而出现违规操作,增加了系统运维的成本。因此,如何进一步提高系统的实用度是下一阶段亟待解决的问题。

### (五) 开展卫生监督学科建设

卫生监督学科的建设是为了更好地依法行政,维护公共卫生安全和医疗服务秩序。在目前卫生监督理论基础薄弱的情况下,应大力营造卫生监督研究的学术氛围,开展卫生监督应用性科学研究,从人事、激励机制、岗位考核等多方面入手,建立起促进学科发展的有效工作机制,创建出一个培养、锻炼卫生监督员队伍的学术平台,扩大卫生监督研究机构的学术影响力,逐步丰富卫生监督的学术内涵。

### （六）5G时代下卫生监督的探索

相较于前四代技术，5G拥有更高的传输速率（高速率）、海量的数据传输（大宽带）和更短的时间延迟（低延时），在移动通信的基础上涵盖了物联网的应用场景，更多地运用云数据及网络虚拟技术满足更高级别的计算需求。5G的出现极大促进了数据高速、海量、便捷的传输和多元数据的整合应用，在助力构建系统化、智能化、精细化的卫生监督体系建设方面必将会发挥越来越大的作用，应加大探索力度。

（报送单位：江苏省苏州市吴中区卫生监督所）

## 专家评析

提升卫生监督信息化、智慧化水平，是《苏州市健康卫士"531"行动计划》的重要目标和内容。为克服过去单点化的监控系统面临的问题，吴中卫生监督"健康卫士531"在线监测与信息共享平台项目应运而生。该项目建立覆盖全区的综合性集成系统，形成全区统一的卫生监督行政执法数据库，并强化监管系统的数据统计、分析和搜索功能。整个项目规划分为五个子系统和一个信息平台，即全过程执法记录系统、医疗废物在线监测系统、水质在线监测系统、医疗辐射在线监测系统、医疗机构视频监控系统，以及一个信息共享平台。

该项目具有较好的成效，卫生监督员可通过信息共享平台及相应的公众号查询相关的卫生监测信息，通过移动执法终端进行现场监督检查和信用评价，提高了管理效率，降低了单位监督成本；进一步规范现场执法，对相对人执法标准全程有记录、可追溯，实现规范化执法的目标。此外，将执法工作变成事前计划、事中监控、事后追踪的全过程管理,使卫生监督员从烦琐的工作中解脱出来,进行创造性的劳动,实现了整体效益的提高。

该信息共享平台的实用性、可操作性,以及大数据的挖掘应用程度,会影响到平台成效的发挥。该案例的实施也带来了相应启示:修订和完善法律法规,针对不同类型的医疗机构和医护人员颁布相对应的监管条例;通过信息平台,充分发挥市民和新闻媒体的监督作用;加快相关人才培养;加强信息技术的整合应用等。希望以上这些方面在实践中不断完善,并逐步推动长三角健康信息一体化建设。

随着互联网应用的爆炸性增长,各种依托互联网运行的平台、云计算、智慧管理等已经成为众多行业用户的选择。本项目自投入运营以来,有效防范和规避了公共卫生风险,出现问题及时预警,有违法行为依法做出行政处罚,通过先进的可视化手段,进一步辅助卫生监督员进行日常监管,得到了被监督对象和社会的一致好评。未来,吴中区要进一步落实健康中国战略,推进人民共建共治共享,提升综合监管工作能力,努力推进全方位全生命周期保障人民健康。

**钱东福**

上海交通大学健康长三角研究院　双聘研究员

南京医科大学医政学院　院长、教授、博士生导师

# 警医联勤：浙江省台州市智安医院建设探索

## 一、背景与动因

台州位于中国黄金海岸线中段，浙江中部沿海，全市陆地面积为9 411平方公里，浅海面积达8万平方公里，下辖三区、三市、三县。截至2018年底，全市常住人口为613.90万人，地区生产总值达4 874.67亿元。台州民营经济发达，体制机制活，民富程度高，但医疗卫生是全市民生领域的一块短板。为此，台州市委市政府提出要以信息化技术助推卫生健康事业赶超发展。

随着经济社会的快速发展，台州的医疗卫生事业也取得了长足发展。截至2019年底，全市共有医疗卫生机构3 651家，其中医院133家，医疗机构总诊疗人次达6 990.93万人次，医疗业务总收入超过167亿元。

当前，医改正处于攻坚期，无论是满足人民群众更高水平的医疗服务需求，维护人民群众的健康权益，还是给医务人员提供一个安全的诊治环境，保障医务人员的人身安全，都需要良好的医疗秩序和就医环境。整个社会对医院安保体系建设不够重视，各种投入保障和关注度还比较欠缺，医院存在安保人员配备不足、设备不足等问题。各医疗机构医疗纠纷发生的数量每年居高不下，医院内部纠纷处理及治安事件处置流程还存在不规范，医院单方面处置可能会出现矛盾激化等情况。台州在这方面曾经有过悲痛的记忆，2013年温岭"10·25"伤医案造成1死2伤的严重后果，引起全国范围内对医院安全问题的思考。目前，医闹、伤医事件仍时有发生，形势仍不容乐观。党的十九届四中全会强调要站在推进国家治理体系和治理能力现代化的现实角度，加大严打严管严治力度，加强人防物防技防建设，筑牢平安医院防线，坚决将涉医安全风险降到零,坚决将违法犯罪行为挡在医院之外。

## 二、举措与机制

近年来,台州市卫健委一直高度重视医院的安全管理,不断加强与公安部门的合作,加强医院安保建设,2013年在全市推进医院安保体系建设,2017年开始探索"警医联动、平安联创"工作,2019年进一步推进"警医联勤、智安医院"建设理念并付诸实施。

### (一) 设立"警医联勤"安保办公机构

台州市三级以上医院设立由警务室、保卫科、医疗纠纷受理中心组成的联勤办公机构,办公用房应当相连或相近,便于集中联勤办公。其他治安较为复杂的医院经公安、卫健两个部门同意,建立警医联勤办公机构;没有建立警务室的医院,要建立警医常态联络机制,明确联系民警。警务室应按照有关标准配齐日常办公设施、单警装备、个人防护器材、通信设备等。其中,保卫科要配备必要的应急处突装备和对讲机等

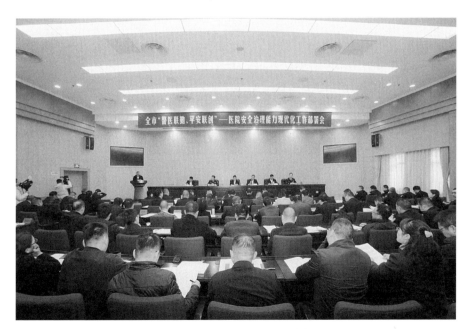

图1　台州市警医联动推进会

设施设备，保安员要配齐个人防护装备。台州市制定了《联勤办公机构的场所设置标准》，供各地区参照执行。

## （二）健全"警医联勤"安保组织架构

成立市、县两级警医联勤协调机构，由市、县公安机关和同级卫健部门安保工作负责人担任总协调人。设立警医联勤三级警长，市公安局警卫局负责人为全市二级以上医院警务室总警长，县级公安机关经文保部门负责人任三甲医院警务室警长，各派出所负责人兼任辖区内三乙、二级医院警务室警长。警务室至少配备1名专（兼）职民警，若干名辅警，保卫科、医患纠纷受理中心要配足配强保安员、工作人员。医院主要负责人为医院内部治安保卫工作第一责任人，分管院领导为具体责任人，保卫科科长和医患纠纷受理中心负责人为医院安保工作直接责任人。

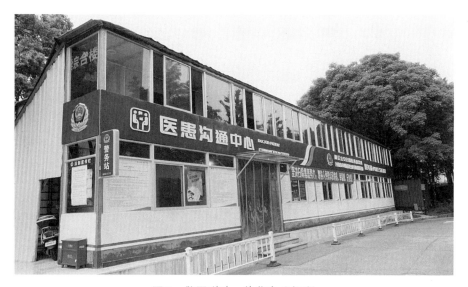

图2　警医联动一体化办公场所

## （三）建立"警医联勤"安保运作模式

1. 建立高效的情报指挥系统

市、县两级公安、卫健部门以及医院、医院警务室、保卫科、医患纠纷受理中心明确专人,通过全市"智安医院管理系统"每日报送工作情况,县级安保协调人每日做小结点评,市级总协调人每周做工作点评。

2.建立严密的安防勤务组织

（1）市级协调机构召集相关部门每季度会商一次全市医院安防情况,每半年召开一次全市医院安保工作会议;县级协调机构每月会商一次医院安防情况,每季度监督指导一次医院落实安保主体责任情况,并召开一次医院安保例会。

（2）县级公安局要将二级以上医院纳入"135"快速反应圈,作为巡特警、辖区派出所巡逻防控必到点。

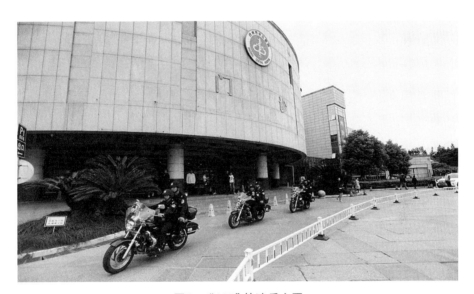

图3　"135"快速反应圈

（3）辖区派出所定期或不定期整治医院周边治安秩序,管控医院周边重点人员。

（4）医院警务室每日指导保卫科开展工作,每周至少开展一次安全隐患、矛盾纠纷、重点人员联合检查,每月组织相关人员研究一次安保工作,每季度会同保卫科至少组织一次保安员法律、业务知识培训考核,每半年指导医院组织一次应急预案演练。

（5）医院领导班子每月听取一次安防工作汇报，每季度专题研究一次安防工作。

（6）保卫科每天在保卫干部的带领下开展安全检查、重点巡查和定点值守等工作，每周召集一次全体保安队员分析点评安防工作。

（7）医患纠纷受理中心由院领导过问、解决每起医患纠纷，每天受理、处理医疗纠纷投诉，每月由院领导召集一次研究医患纠纷受理、调处情况。医生和护士在严格遵守医疗规范的同时，每日要注意发现各类医患纠纷和涉及枪爆刀、毒品、家庭暴力等伤（病）情，及时报告联勤办公机构，从源头上参与矛盾纠纷的排查、化解，掌握各类恶性案件的苗头性信息。

3. 建立常态的安防联合行动

医院警务室加强对保卫科的指导，定期或不定期联合开展不安定因素排摸、安全隐患排查、重点部位巡控、重点区域（科室）和高峰时段值守等工作。

4. 健全捆绑的安保责任机制

市、县两级协调机构专门出台评估办法，将此项工作纳入各自业务

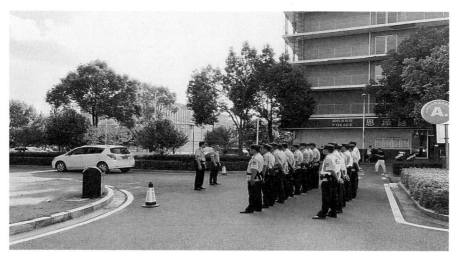

图4　警医联动定期培训

系统进行考核,医院将保卫科、医患纠纷受理中心的工作情况与医疗、科研、教学等活动同布置、同检查、同奖惩。

（四）推进"智安医院"建设

加强智安医院管理系统应用,医院全面推广应用智安管理信息系统和手机App,实现警医联勤工作数据的互通共享。加强智能感知设备投入,医院要在出入口安装人脸识别、车牌识别和无线射频识别等智能感知设备,其他重点部位根据智安医院硬件建设标准安装智能感知和自动报警设备,强化人脸识别、车辆识别、Wifi识别、视频监控、一键报警、入侵报警、定点防控、重点部位巡更、智能消防等九大防控设施建设。加强智能防控模型开发,对涉医关注人员和各类案事件进行实时分析、自动比对,健全自动预报警、重点人员管控、纠纷排查化解、案事件防范等智能防控功能,全面提升安保科技水平,提高医院安保实战效能。

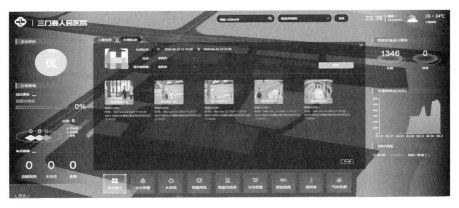

图5　三门县人民医院智能安保识别系统

（五）推动"警医联勤"纠纷实时调处

对发生的医疗纠纷进行分级预警,每月召开一次院领导牵头的会商研判会,医疗纠纷受理中心、警务室和保卫科负责人参加,逐件研判,根据纠纷性质、激烈程度等分类分级,及时向有关科室预警或向上级单位请求支持。实行医患纠纷联动调处,一般医患纠纷由受理中心调处;

对有一定难度或一时难以调处的医疗纠纷，由保卫科长报告警长，安排民警参与调处；较大医疗纠纷应由院领导、警长和保卫科长参与调处；对涉稳重大医疗纠纷应及时上报上级公安、卫健部门派员调处。实行医疗纠纷跟踪调处，警务室民警要了解和掌握医疗纠纷的基本情况，对于患者报警后自行离开的医疗纠纷警情，警务室要在2天内与患者常住地派出所联系，告知医疗纠纷的相关情况，由社区民警跟进沟通，开展延伸调解，协助医患双方化解纠纷；对一时化解不了的医疗纠纷，医院要明确责任领导、责任人员，负责联系沟通，并向上一级卫健部门、公安机关报告，请求支持和协助，严防纠纷恶化。闭环稳控涉医关注人员，对医疗纠纷当事方情绪激烈、扬言报复、可能有现实危害的人员，在医院期间由警务室和保卫科稳控；经调解未成离开医院的，由当地警医联勤协调机构协调有关单位落实稳控，确保涉医关注人员在管控视线内。加强医疗纠纷调解队伍建设，卫健部门要积极会同公安机关，协调司法、政法、乡镇（街道）等单位，建立一支由专职调解员、调解专家、医疗专家、律师、司法和政法人员组成的医疗纠纷调解队伍，在纠纷化解过程中供患方选聘，为患方提供法律咨询，力争通过第三方调解或司法途径解决纠纷。

### （六）实行"警医联勤"应急联动处置

各级卫健部门、医院和公安机关、辖区派出所、医院警务室要从完善指挥调度、快速出警、应急联动、现场处置等方面，制订本部门涉医突发事件应急处置预案，规范现场处置流程。成立应急处置小组，医院要抽调精干保安队员组建处突小组，小组成员不低于保安总数的10%（不少于5人）；警务室民警和保卫干部是突发涉医案事件的先期处置力量，一旦遇突发情况，第一时间到场处置，并每月至少开展一次针对性演练，提高应急处置能力。联动处置涉医案事件，对重大医患纠纷或突发涉医案事件，警务室民警、医院在做好先期处置的同时，及时报告上级公安机关和卫健部门，凡发生暴力伤医、扰乱医院秩序等案事件，当地卫健部门和公安机关领导要第一时间到场处置,尽快平息事态。市、县警医联勤协调机构负责人要当好参谋,协调有关单位和力量介入处置。严打涉医违法犯罪,贯彻强势治安理念,保持"零容忍"态势,严格落实打击涉医违法犯罪"五个一律"规定,严厉打击各类涉医违法犯罪行为,对被查处的严重危害正常医疗秩序的行为人,当地公安机关要及时通报征信主管部门,将其列入严重失信人员名单。

打击涉医违法犯罪"五个一律"规定的具体内容为:一是在医疗机构私设灵堂、摆放花圈、焚烧纸钱、悬挂横幅、堵塞大门或者以其他方式扰乱医疗秩序的,一律行政拘留;涉嫌犯罪的,一律刑事拘留。二是非法携带枪支、弹药、管制器具或者爆炸性、放射性、毒害性、腐蚀性物品进入医疗机构的,一律行政拘留;涉嫌犯罪的,一律刑事拘留。三是在医疗机构内殴打、故意伤害、公然侮辱、恐吓医务人员的,一律行政拘留;涉嫌犯罪的,一律刑事拘留。四是非法限制医务人员人身自由的,一律行政拘留;涉嫌犯罪的,一律刑事拘留。五是故意损毁医疗机构、医务人员财物的,一律行政拘留;涉嫌犯罪的,一律刑事拘留。

### (七)建立"警医联动"醒酒工作机制

各地根据医院位置分布,城区选择二甲(含二甲)以上综合性医院、中医院,农村、郊区选择有条件的中心卫生院和社区卫生服务中心作为定点醒酒机构,设立警医联动醒酒室(床)。制定标准,指定急诊科一部电话作为预约电话;醒酒室设在急诊区域,不得设在二层及以上楼层;配有一至两个带固定约束设备的醒酒床(椅);设置视频健康设备,配备警用设备;明确流程,包括启动、预约、护送、到达、看护等流程。

### (八)强化"警医联勤"安保工作保障

加大经费投入,各地卫健部门和医院要足额保障警务室建设、辅警招录、装备配备和"三防建设"等相关经费,保障好警务室民警、辅警及保安队员正常的办公和各类宣传、培训等经费。强化宣传培训,各级公安、卫健部门要抓好本系统内的警医联勤宣传和教育培训工作；医院要建立全员治安防范教育培训制度，引导医务人员投入警医联勤工作，并加大对患者的宣传教育，积极开展正面引导，从源头减少纠纷的产生。落实表彰奖励，对工作业绩突出的民警、辅警和保卫人员，公安机关、卫健部门和医院要每年组织一次表彰奖励，并作为评优评先的重要依据。严格责任追究，市公安局、市卫健委将实时掌握各地、各相关单位的工作情况，对工作进展缓慢或执行不力的，在全市予以通报，责令限期整改，并视具体情形追究相关人员的责任。

综上，台州市智安医院建设的主要做法如下：

一是总结经验，不断试点完善。为保障项目能够切实实施，卫健、公安以及医院在年初就不断进行谋划，决定在台州市中心医院先进行试点，定期召开三方沟通协调会，不断完善各项标准、方案。中心医院在试点期间，共发生治安案件159起，同比下降32.6%；医疗纠纷投诉共72起，同比下降13.3%；2018年共发生10起重大群体性事件，2019年重大群体性事件零发生；医院治安事件与重大群体性事件呈断崖式下降。在总结台州市中心医院试点经验的基础上，不断总结完善全市警医联勤方案。

二是全面推开。2019年12月4日，台州市召开全市"警医联勤、智安医院"建设工作会议，分管公安、卫健的两位市领导共同出席，全面推进此项工作。会上正式印发《构建警医联勤工作机制、深入推进智安医院建设的若干意见》，并首次出台《台州市公安局严厉打击涉医违法犯罪"五个一律"规定》，坚决打击职业"医闹""医托"团伙，全力维护正常的医疗秩序。2020年1月17日，台州市正式印发《关于建立"警医联动"醒酒工作机制的指导意见》，在制度上保证此项工作的开展。

三是氛围营造。在全市工作会议后，台州市立即开展全方面的工作机制和"五个一律"宣传，所有医疗机构在显著区域张贴、在电子屏显示"五个一律"规定，在各社区公告栏张贴"五个一律"规定。同时，通过加大对真实案例的宣传,以案说法,全面营造良好的宣传氛围。

四是持续跟进抓落实。卫健部门和公安部门联合开展工作推进督导,梳理指导意见中的任务要求,逐条跟踪落实。

台州市智安医院建设的主要特色体现在如下方面:

一是三方联合设计研发"台州市智安医院管理系统",实现了"线上线下、警医联勤"。医疗纠纷事件从首次苗头报告开始到处置结束,辖区派出所电脑上均能第一时间获悉、全程可查,并根据屏幕背景的"红、橙、蓝、黑"4色(对应事件的"严重、较严重、重大隐患、一般"4个等级)及时响应,精准出警,达到即时化、电子化、可视化、全程可追溯。管理系统把监测对象从"医疗纠纷事件人员"扩大到"逃犯、重大信访事件当事人、肇事肇祸重性精神病患者、刀棍伤等非正常伤害人员、走失人员"等六类人群,医院成了平安台州、无盗抢城市的监测"哨点",使公安管理与服务得到延伸。

二是出台严厉打击涉医违法犯罪"五个一律"规定。以官方的名义专门出台针对打击医疗机构内涉医违法犯罪的规定,并且详细列出违法犯罪具体的事项,对当地公安部门处置涉医违法犯罪事件提供了具体的依据。

三是医院和公安之间的合作升级。"警医联勤"突出的是双方的互动和共同的责任,改变了原先在某一工作中一方主动、一方被动的情况,形成了协同作战一体化运作的机制。

## 三、创新与成效

### (一) 创新性

(1)以"警医联勤"机制推进"警务前移、源头化解、智能防控"等医院安全机制建设,强化了医院和公安系统之间的联系和合作,由原先的应急响应转变为常态化的预防,这种做法目前在医疗卫生机构并不多见。

（2）在全国首先出台的打击涉医违法犯罪"五个一律"规定，明确在医院内焚烧纸钱等扰乱医疗秩序，殴打、侮辱、恐吓医务人员，非法限制医务人员人身自由，故意损毁医院、医务人员财物，非法携带管制器具或危化物品进入医院等行为的，一律行政拘留，涉嫌犯罪行为的一律刑事拘留，给医护人员提供职业安全保障。人民网、搜狐网、新浪网等国内主流媒体及时转载，社会各界高度认可。

（3）梯次出警控制事态。一旦发生涉医紧急事件，医院警务室民警、协警带领医院保安处突小组，3分钟内到场，设立警戒线，控制事态；辖区派出所和巡特警大队警力在8分钟内赶赴现场增援。凡发生暴力伤医、扰乱医院秩序等事件，所在地卫健部门和公安机关领导第一时间到场处置。

（4）构建"警医联勤"智能网络。在全省首创研发智安管控信息系统，具备信息采集、隐患检查整改、重点人管控等功能，全市所有医院均纳入系统监管，公安、卫健、医院信息实时连通，实现可视化、动态化。依托"雪亮工程"，在全市二级以上医院建设人脸识别探头265套、车辆识别系统21套、无线射频识别系统127套、一键报警系统350套和其他物联网感知系统等设备。同时，将医院智能感知设备与公安重点人员库等数据库进行比对，提高设备的实战效能。2019年，医院智能感知设备收集1.2亿条数据，预警达1 101次，抓获违法犯罪嫌疑人员56人。

（5）建立涉医重点人"闭环管控"机制。对报警的医患纠纷，医院警务室民警及时介入、协助化解；对患者报警后离开医院的医疗纠纷，警务室民警在随后2天内要与患者居住地派出所联系，告知情况，由社区民警跟进沟通，延伸调解。医疗纠纷当事方情绪激烈的，在医院内由保卫科为主稳控；调解未成离开医院的，由警医联勤协调机构协调所在地乡镇街道、村居等有关单位协助稳控，确保其始终在管控视线内。

（二）**取得的成效**

2017年以来，全市共有效化解各类医患纠纷1 496起，打击查处辱医、伤医等违法犯罪嫌疑人51人，涉医治安、刑事案件分别环比下降64%、54%，未发生重大医患纠纷事件，未发生重大有影响的涉医网络舆情。

全市二级以上医院警务室设置率、保安配备达标率均达100%，呈现出"医院治安环境越来越好、医护人员安全感越来越强、涉医案事件越来越少"的可喜局面。台州被评为2018—2019年度全国创建平安医院活动表现突出集体。

## 四、启示与展望

台州市智慧医院建设资金保障问题，目前主要还是以医院投入为主，各类智能监测设备、报警设备、安保人员的配备需要持续的资金投入。

智安管控系统与健康大数据之间的对接还需继续完善，系统自动筛选有价值的数据的功能还有待提升。

"警医联勤、智安医院"建设是推进国家治理体系和治理能力现代化的举措之一，目前在医院试点中取得了良好的效果，在医院安保体系建设和公安"警务前移、源头化解、智能防控"方面做出了很好的示范，是各地能够快速学习和借鉴的。

下一步，台州市卫健委将继续会同公安部门继续深化"警医联勤、智安医院"建设，优化各项流程，完善智安管控系统，在精神病人管理、醉酒人员管理、无主病人救治等方面实施全方位的警医合作，将台州市的医疗机构打造成全国最安全的医疗机构之一，将医院打造成高效的安全隐患信息提供者，成为国内警医合作的典范。

（报送单位：浙江省台州市卫生健康委员会）

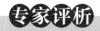

专家评析

　　医院本是患者求医问药之处，但近年来全国各地都呈现出医患关系紧张的局面。伤医事件频发，医院的安全风险防控工作成为无法回避的重要问题。浙江台州市卫生健康委主动与市公安局合作，通过设立"警医联勤"安保办公机构、健全"警医联勤"安保组织架构、建立"警医联勤"安保运作模式、推进"智安医院"建设、推动"警医联勤"纠纷实时调处、实行"警医联勤"应急联动处置、建立"警医联动"醒酒工作机制、强化"警医联勤"安保工作保障八大做法，初步建立了医院和公安部门联合的工作机制。该制度执行一年多以来，医院的治安案件、医疗纠纷、重大群体性事件都出现了显著下降，这表明制度的实施取得了良好的成效。

　　值得一提的是，台州市注重利用信息化手段解决问题，开发了"智安医院管理系统"，通过智能感知设备等硬件投入和电脑、手机App等软件的设计，不仅实现了警医联勤工作数据的互通共享，实现了警医双方对治安事件即时化、电子化、可视化、全程可追溯的管理，提高了医院安防工作的智慧化水平，更通过管理系统把监测对象从"医疗纠纷事件人员"扩大到"逃犯、重大信访事件当事人、肇事肇祸重性精神病患者、刀棍伤等非正常伤害人员、走失人员"等六类人群，把医院建成平安台州、无盗抢城市的监测"哨点"，使公安管理与服务得到延伸，实现警医双赢，也为警医联勤、智安医院的可持续发展提供了保证。

何　达

上海交通大学健康长三角研究院　双聘研究员

上海市卫生和健康发展研究中心健康科技创新发展部　副主任